Neue Wege für die Liebe

Wenn Mama und Papa streiten

Für alle Liebenden

Bella Leisten | Chrisch Leisten

Neue Wege für die Liebe

Wenn Mama und Papa streiten

Judiskamee Verlag Kleve

Print ISBN 978-3-384-20686-2

Bella Leisten | Chrisch Leisten
Neue Wege für die Liebe – Band 1
Wenn Mama und Papa streiten
2. Auflage, April 2024

Covergestaltung: Marcus Mientus
Bildnachweis (Cover): © anna, Couple in love / The relationship becomes damaged, istock-photo.com

Judiskamee Verlag Kleve

Inhalt

Dunkle Wolken am Beziehungshimmel

Johanna seufzt und öffnet die Waschmaschine. Sie greift mit einer Hand in die Kleidung und flucht. Die Wäsche ist noch nass, schon wieder nicht richtig geschleudert, also noch einmal. Ärgerlich schmeißt sie die Tür zu, wählt das Schleuderprogramm und dreht sich um. Sie stemmt die Hände in die Hüften und lauscht. Es ist verdächtig still im Haus, keine Kinder zu hören. Alarmiert steigt sie die Kellertreppe hinauf und sieht sich in der Küche um. Weder Anika noch Tom sind zu sehen, obwohl sie die beiden nur eben kurz in der Küche mit dem Abendbrot allein gelassen hat. Anstatt die Kinder zu suchen, setzt sie sich an den Tisch. Erschöpft lässt sie die Schultern fallen und ihre Augen füllen sich mit Tränen. Nach einigen Minuten sind Geräusche an der Haustür zu hören, Mark kommt nach Hause, wie immer viel zu spät.

»Hallo, ich bin wieder da, wo seid ihr?!«

Stille. Johanna bleibt sitzen und starrt auf den Küchentisch, kein Impuls irgendetwas zu tun. Nach einigen Augenblicken kommt Mark in die Küche. Er sieht sich um, beißt sich auf die Unterlippe und begrüßt Johanna.

»Hey Schatz, ich bin wieder da … Wo sind die Kinder?« Johanna blickt auf und sieht ihm ausdruckslos in die Augen.

»Keine Ahnung …«

»Wie? Keine Ahnung … Ich meine …«

»Ich war kurz Wäsche machen, komme zurück, Kinder nicht mehr am Tisch. Geh du sie doch suchen …«

Mark zieht die Augenbrauen hoch und atmet laut durch die Nase ein. Er dreht sich um und murmelt: »Wie immer tolle Begrüßung. Dann gehe ich mal.«

Über ihnen ist ein dumpfes Geräusch zu hören, dann ein weinendes Kind. Mark bleibt kurz stehen, dreht sich um und sieht Johanna vorwurfsvoll an. Sie steht auf und geht an ihm vorbei, als wäre er nicht da. Eilig nimmt sie die Treppe nach oben und geht direkt in Anikas Zimmer. Auf dem Bett liegen die beiden Teller vom Abendbrot, das Essen komplett auf dem

Bettlaken verteilt. Tom sitzt auf dem Boden, hält sich den Fuß und weint. Anika steht am Rand des Bettes, bereit zum Sprung, lachend. Johanna schüttelt den Kopf.

»Komm bitte da runter, Anika und hilf mir mit deinem Bruder.«

Anika streckt die Arme empor, lacht und ruft: »Mama, fang mich!«

Johanna geht zu Tom und setzt sich zu ihm.

»Hey, was ist denn los?« Tom sieht sie an und beruhigt sich ein wenig.

»Mama, ich bin vom Bett gesprungen und umgeknickt. Jetzt tut mein Fuß ganz doll weh. Hier …« Tom fasst sich mit beiden Händen an das Fußgelenk.

»Ja, das tut bestimmt sehr weh. Was meinst du, sollen wir da ein wenig Eis drauf machen? Das hilft bestimmt.«

Mark erscheint im Türrahmen.

»Meine Güte, wie sieht es denn hier aus? Was ist passiert?«

Anika dreht sich um, läuft auf die andere Seite des Bettes und springt in Richtung Mark.

»Papa, fang mich!«

Dieser macht einen Schritt auf Anika zu, geht in die Hocke und fängt sie auf.

»Na, meine Kleine, da bist du ja.« Mark richtet sich auf und mit einem kleinen Ruck nimmt er Anika auf den Unterarm und schaukelt sie ein wenig. Er sieht das Essen auf dem Bett, nimmt den Kopf ein wenig zurück und sieht Anika an.

»Warst du das?« Anika schüttelt den Kopf und zeigt auf Tom.

Mark seufzt. Mittlerweile hat Johanna Tom auf dem Arm, der immer noch ein wenig weint und sich dabei die Augen reibt. Als sie an Mark vorbeigeht, fängt dieser an zu sprechen.

»So, junger Mann, wie oft habe ich dir schon gesagt …«

Weiter kommt er nicht, denn Johanna ist einfach weiter gegangen, ohne stehen zu bleiben, geschweige denn zuzuhören. Mark bekommt rote Wangen und möchte hinterhergehen, aber Anika versucht auf seinem Arm auf- und abzuspringen. »Lass uns spielen, Papa, bitte …«

Mark lässt sie vorsichtig von seinem Arm und sieht sich im Zimmer um. Anika nimmt seine Hand und zieht ihn zielsicher in Richtung des Regals mit den Spielsachen. Gute zehn Minuten später kommen Johanna und Tom zurück. Dieser geht direkt zu seiner Schwester, setzt sich zu ihr und beginnt mitzuspielen. Johanna atmet scharf ein und sieht Mark mit großen Augen an.

»Ist nicht dein Ernst, oder? Du machst hier einen auf Spiele-Papa? Hast du mal auf die Uhr geschaut? Oder auf das Bett? Denkst du, dass sich das von allein sauber macht? Oder dass die Kinder sich allein bettfertig machen?« Sie schüttelt und senkt ihren Kopf gleichzeitig.

»Keine Ahnung, was du von mir willst. Ich bin vor zehn Minuten nach Hause gekommen. Darf ich nicht kurz mit den Kindern spielen? Ich habe euch den ganzen Tag nicht gesehen, da …«

»Genau, Mark. Du warst den ganzen Tag nicht da und …« Anika ruft dazwischen: »Mama, Papa, nicht streiten!«

Johanna dreht sich um und geht nach unten in die Küche. Sie schnappt sich ein extra großes Weinglas aus einem der Küchenschränke und füllt dieses mit Weißwein. Sie holt sich eine Tüte Chips, setzt sich an den Küchentisch und fängt an zu trinken und zu knabbern. Ohne es zu merken, starrt sie irgendwann auf den Ring an ihrem Finger und beginnt diesen leicht hin und her zu drehen. Sie schmunzelt und ist für einen kurzen Moment innerlich wieder barfuß, Hand in Hand mit Mark an dem Strand, an dem sie sich kennengelernt haben. Dann werden ihre Lippen zu zwei Schlitzen und Verbitterung macht sich in ihrem Gesicht breit. Von oben ruft Mark.

»Schatz, könntest du bitte …« Johanna steht auf und gibt der Küchentür mit dem Fuß einen Schubs, die einigermaßen laut zu fällt. Zurück am Tisch setzt sie sich und nimmt einen großen Schluck Wein. Das tut gut! Nach einiger Zeit erscheint Mark in der Küche. Er sieht das Weinglas und macht ein verächtliches Geräusch.

»War ja klar. Kaum bin ich zu Hause, machst du direkt eine Flasche auf. Ist das alles hier so schlimm, dass es nur noch betrunken geht?« Johanna richtet sich auf und kneift ein wenig die Augen zusammen.

»Genau Mark. Wie wäre es denn, wenn es genauso ist, hm? Wenn ich das alles nur noch ertrage, wenn ich mich abends betrinke? Du hast recht, genauso ist es. Aber du hast natürlich nichts damit zu tun. Der feine Herr kommt wie immer zu spät nach Hause, nur um zu fragen«, Marks Ton nachahmend »wie es denn hier aussieht?«

Mark steht regungslos da mit offenem Mund.

»Hier hängt alles an mir und du machst einen auf Feierabend-Spiele-Papa. Hast du das Bett schon gemacht oder die Kinder bettfertig? Oder bist du hier, um mich zu bitten, dass ich das mache? Komm schon, trau dich!«

»Keine Ahnung Johanna, ich erkenne dich nicht wieder. Du bist nur noch am Meckern und abends am Trinken. Egal, was ich mache oder sage, immer gibt es etwas auszusetzen. Es ist nie genug. Ich bin anscheinend der einzige Grund, warum du nicht glücklich bist. Das nervt mich alles nur noch. Die letzten drei Tage habe ich mir wirklich Mühe gegeben, früher nach Hause zu kommen. Hast du nicht mal mitbekommen, war wie immer viel zu spät.«

»Ja, du bist ein echter Held, Mark. Eine Stunde früher nach Hause kommen, bedeutet, dass du dann nur neun Stunden nicht hier bist. Wow, Heldentat, das macht alles gleich viel leichter, wenn Super-Papa nicht zehn, sondern nur neun Stunden weg ist, Applaus!«

Die Kinder beginnen durch das obere Stockwerk zu toben. Johanna steht spontan auf, aber Mark streckt eine Hand aus, um sie zu stoppen. »Dann geht«, betont »Super-Papa mal nachsehen.« Er verlässt die Küche.

Johanna muss fast lachen, aber sie entscheidet sich, wütend zu bleiben. Einen Moment steht sie da und überlegt. Sie greift zu ihrem Smartphone und ruft ihre Schwester an, die am Ende der Straße wohnt.

»Hey, Kathie.«

»Hey, Schwesterherz. Wieder mal dicke Luft? Willst du vorbeikommen?«

»Ja wäre das ok? Ich muss gerade echt mal raus hier, sonst passiert noch etwas.«

»Na klar, komm rum. Wir sitzen hier gemütlich bei einer Flasche Wein.« Johanna schlüpft in ihre Schuhe, wirft sich eine Jacke über und schnappt sich ihre Schlüssel. Auf dem Weg nach draußen ruft sie nach oben: »Ich bin bei Kathie, wartet nicht auf mich.« Ohne eine Antwort abzuwarten, verlässt sie das Haus. Vor der Tür hält sie einen Moment inne. Es ist dunkel und frisch. Ein leichter Wind bringt ein wenig Kühle auf ihre Wangen. Die Straßenlaternen flackern, es ist angenehm still. Johanna zieht ihre Jacke zu und steckt die Hände in die Taschen.

›Das tut gut.‹ Sie atmet tief durch und macht sich auf den Weg.

Willkommen im Leben von Johanna und Mark

Ganz schön dicke Luft, was?

Vielleicht erkennst du dich wieder und solidarisierst dich mit Johanna. Dir kommen ihre Gefühle, sich allein gelassen zu fühlen, bekannt vor. Oder du siehst dich in Mark, der sich nur noch angemeckert fühlt und denkt, dass es nie reicht, egal was er tut.

Dass wir in Beziehungen streiten, ist normal. Wenn Streits häufiger und auch heftiger werden, gerät unsere Liebe in Gefahr, wir sind unglücklich, hilflos und eventuell steht eine Trennung im Raum.

Wir sind Bella und Chrisch, Paartherapeuten und wir möchten dich mitnehmen auf Johannas und Marks Reise und dir erzählen, wie sie es schaffen, ihre Beziehung wieder harmonisch und liebevoll zu gestalten. Wir nehmen dich dabei mit in ihren Alltag, zu ihren Paartherapiesitzungen, du bekommst Einblicke in unsere Reflexionsprozesse und Infos und Übungen, wie auch du an deiner Beziehung arbeiten kannst, wenn sie in Schieflage geraten ist.

Bei den Interviews wirst du der Neugier begegnen und nicht einer fiktiven Person. Das ist vielleicht etwas befremdlich zu Beginn, aber gerade die Neugier ist etwas sehr Wichtiges in unserer Arbeit. Sie sorgt dafür, dass wir immer wieder einen neuen Blick auf Situationen werfen, von denen wir denken könnten, dass sie eigentlich klar, selbstverständlich sind. Und wir möchten ihr zu mehr Popularität verhelfen, denn sie hat doch einen etwas lädierten Ruf.

Dieses Buch ist der erste Teil unserer Reihe »Neue Wege für die Liebe«, in der wir bedeutende Themen aus der Welt der Liebesbeziehungen aufgreifen. Für viele Paare ist eine Paartherapie noch immer etwas Beängstigendes. Was passiert dort? Werde ich bewertet oder angegriffen? Ist es nicht schwach, seine eigenen Probleme nicht selbst lösen zu können?

Nicht jedes Paar braucht bei Problemen gleich eine Paartherapie. Wenn du aber vielleicht schon einmal darüber nachgedacht hast oder dieses Thema deinem Partner, deiner Partnerin nahebringen möchtest, wird dir unser Buch bei der Entscheidung hoffentlich helfen. Als Therapeuten erleben wir die Liebe als etwas Vielfältiges. Sie macht keinen Halt vor Geschlechtern, Kulturen, Hautfarben, Landesgrenzen, dem Alter oder der Anzahl der an ihnen beteiligten Menschen. Die Liebe ist bunt und etwas Wunderbares in all ihren Facetten. In diesem Buch beschreiben wir grundsätzliche Ideen und Prinzipien, die in Liebesbeziehungen eine Rolle spielen. Mark und Johanna stehen dabei für all die Paare, mit denen wir gearbeitet haben.

Nun aber zurück zur Geschichte. Schauen wir, wie es mit den beiden weitergeht ...

Ein Abend bei der Schwester

Kathies Mann Anton sieht Johanna fragend an.

»Sag mal, was ist denn los bei euch zu Hause? Du siehst so unglücklich und frustriert aus. Und wenn ich ehrlich bin, wirkst du schon länger so auf mich.«

Kathie schaut aufmerksam zu Johanna und dann lächelnd zu Anton: »Jetzt lass sie doch mal ankommen. Sie wird uns schon erzählen, was los ist, wenn sie so weit ist.«

»Alles okay, Leute, das geht schon.«

Ohne es zu wollen, beginnt sie zu weinen.

»Entschuldigt, es tut mir leid.«

Mit einem kurzen Seitenblick zu Anton rutscht Kathie zu ihrer Schwester auf der Couch und legt beide Hände um ihre Schultern.

»Hey, schon gut.«

»Ach, das ist es ja. Nichts ist gut. Ich hocke den ganzen verdammten Tag in diesem Haus und warte. Ich warte, das Mark nach Hause kommt, nur um mich zu streiten. Ich warte auf die Kinder oder darauf, dass sie wieder irgendeinen Mist bauen, um den ich mich kümmern muss. Mich gibt es gar nicht mehr. Ich bin physisch vorhanden, aber von meinem Leben habe ich nichts!«

»Oh je, das klingt so, als würdest du dich sehr einsam fühlen und als würde im Moment alles keinen Sinn machen.« Beide Schwestern gucken erstaunt zu Anton.

»Äh, Schatz, so kenne ich dich ja gar nicht.«

Anton lächelt verschmitzt.

»Ist ja nicht so, als hätte ich in der Paartherapie nichts gelernt.« Johanna ist überrascht und wischt sich die Tränen aus den Augen.

»Wie? Paartherapie? Ihr beiden? Ich dachte, euch geht es gut miteinander. Ihr seid doch entspannt, nahezu dauerglücklich.«

»Ja, Schwesterherz, das stimmt schon, aber dafür haben wir ziemlich viel getan und sehr hart daran gearbeitet. Unter anderem auch in einer Paartherapie.«

»Paartherapie? Ist das nicht komisch oder gefährlich? Sagen die einem nicht immer, wer schuld ist oder dass man sich trennen soll?«

Anton und Kathie lachen spontan.

»Ich würde sagen, das, was vor der Paartherapie passiert ist, war ziemlich gefährlich. Uns ging es nämlich ähnlich wie dir oder vielmehr euch. Wir waren nur noch frustriert, haben viel gestritten und waren hässlich zueinander. Und na ja, jetzt erzähle ich es dir einfach mal …«

Kathie macht eine kurze Pause.

»Ja, jetzt sag schon«, sagt Johanna erwartungsvoll.

Kathie blickt zu Anton, der lächelt und nickt.

»Weißt du noch, als du vor einigen Jahren in einer anderen Stadt gelebt hast? Anton und ich, wir beide hatten damals eine Affäre und hätten uns beinahe getrennt. Mir war das damals peinlich, sodass ich es nicht erzählt habe, wir hatten zu der Zeit ja kaum Kontakt.«

Für einen Moment herrscht Stille und Schweigen. Johanna ist aufgeregt und neugierig.

»Was? Ihr seid beide fremdgegangen? Beide? Zur gleichen Zeit?«

»Genau.«

»Jetzt erzähl doch Kathie, mach das nicht so zäh.«

»Weißt du, das ist gefühlt schon so lange her und heute sehe ich vieles in einem anderen Licht. Wahrscheinlich möchtest du jetzt die ganzen Details wissen. Wer mit wem, wann, wo, wie und das alles. Aber ich denke, für Anton und mich ist das heute alles nicht mehr wichtig. Es sind andere Dinge wichtig geworden. Wie wir füreinander da sind, wie offen wir über alles sprechen, auch wenn es um schwierige Themen geht. Früher haben wir uns bekämpft, uns nur gegenseitig die Schuld an unserem Unglücklichsein gegeben. Wie zwei verfeindete Einzelkämpfer, die den anderen dazu bringen müssen, uns wieder glücklich zu machen. Und da wir das nicht konnten und uns sehr frustriert haben, sind andere Menschen in unser Leben getreten, die uns kurzzeitig ein gutes Gefühl gegeben haben. Aber durch diese Krise sind wir auch gewachsen. Wir sind jetzt ein ›wir‹, ein echtes Paar und keine Einzelkämpfer mehr.« Johanna hört still und nachdenklich zu.

»Du hast gerade im Grunde genommen meine Situation mit Mark beschrieben. Ziemlich exakt sogar. Nur, dass ich nicht fremdgehe. Ich meine, wer weiß, wenn das alles noch lange so weiter geht, könnte es mir auch passieren ... Oh je, denkt ihr, dass Mark?«

Jetzt schaltet sich Anton ein.

»Ich denke nicht, obwohl ich es nicht wirklich wissen kann. Aber mein Gefühl sagt mir, dass ihr beiden gerade an einer anderen Stelle steht. Die ist genauso schmerzhaft und frustrierend. Aber es geht viel eher darum, dass ihr vielleicht schneller etwas unternehmt als deine Schwester und ich damals.«

Johanna sieht fragend zu Kathie: »Denkst du das auch?«

»Ich denke, dass ihr auf jeden Fall an eurer Situation arbeiten müsst. Und ich denke, dass ihr da nicht allein rauskommt und Unterstützung braucht. Weißt du, für uns war damals wichtig, dass wir uns entschieden haben, um unsere Beziehung zu kämpfen. Vor allem für uns selbst. So gesehen ist das eigentlich einfach. Du sagst dir selbst, ›So ich kämpfe jetzt um diese Beziehung, diese Familie.‹ Schön und gut. Aber wie denn? Wir waren innerlich so voll mit diesem ›der oder die andere ist schuld‹, dass wir nicht vorwärtskamen, in unserem Versuch zu kämpfen. Da hatte Anton dann die Idee mit der Paartherapie. Und das war das Beste, was wir machen konnten.« Kathie beginnt zu lachen.

»Aber ich habe erst mit der Zeit erkannt, wie gut diese Unterstützung war. Zu Anfang fand ich es schwer, ach was, megaätzend.«

Alle schweigen einen Moment.

Johanna sieht beide abwechselnd an.

»Wenn ich darüber nachdenke, finde ich es spannend und interessant, ich würde gern etwas tun. Gleichzeitig fühlt es sich aber auch komisch an, so als würde ich scheitern und das möchte ich auch nicht.«

Anton versucht ihr eine Brücke zu bauen.

»Na ja, sieh es mal so. Bist du gescheitert, wenn du krank wirst und zum Arzt gehst? Ich weiß, das Beispiel passt nicht ganz perfekt, aber du verstehst, was ich meine, oder? Wir alle lernen nicht, wie wir eine gute Beziehung führen können. Wir beobachten einfach Menschen, die uns nah stehen und führen dann genauso unsere Beziehungen. Das muss nicht verkehrt sein, aber es gibt sehr viele Wege, eine Beziehung auch anders und erfüllter zu führen. Dafür brauchen wir aber Menschen, die sich damit auskennen und es uns nah bringen, vielleicht sogar beibringen.«

Johanna lächelt.

»Ich danke euch erst mal für eure Offenheit und die guten Worte. Ihr habt mich sehr nachdenklich gemacht. Ich muss das wirken lassen, an so eine Möglichkeit habe ich nicht gedacht. Also danke euch beiden. Auf jeden Fall geht es mir gerade ein gutes Stück besser.«

Kathie steht auf und holt eine Visitenkarte aus einer Schrankschublade.

»Hier, bei den beiden waren wir. Schau mal auf ihre Internetseite. Wenn du denkst, das könnte was für euch sein, könnt ihr sie kennenlernen. Es kostet nichts.«

Später lässt sich Johanna Zeit auf dem Weg nach Hause. Sie denkt über das Gespräch mit ihrer Schwester und Anton nach. Ihr gefällt der Gedanke, etwas für die Beziehung zu tun, alles nicht mehr nur hinzunehmen und daran zu arbeiten, dass es wieder besser wird. Aber wie ist es wohl, mit fremden Menschen über die eigene Beziehung zu sprechen? Und was wird Mark von dem Ganzen halten? Sie bleibt kurz stehen und seufzt. Was ist, wenn er nicht mitmacht? Sie wischt ihre Zweifel beiseite. Mark schätzt Anton sehr. Wenn er hört, dass er sich auch darauf eingelassen hat, wird er bestimmt mitmachen.

Paartherapie: Das Erstgespräch

Zwei Wochen später ist es so weit. Nach einigen kurzen Mails zur Terminvereinbarung und dem Organisieren einer Kinderbetreuung sitzen Johanna und Mark gemeinsam auf der Couch in einer Praxis für Paartherapie.

»Hallo Johanna und Mark, wir freuen uns, euch kennenzulernen. Ich bin Bella, 53 Jahre alt und seit 15 Jahren Therapeutin. Wir sind seit 21 Jahren ein Paar und haben eine 27-jährige Tochter. Und ihr habt es in der Mail gelesen, wir duzen alle unsere Klienten. Ist das ok für euch?«

Beide nicken.

»Auch ein Hallo von mir. Ich bin Chrisch, 49 Jahre alt und seit 15 Jahren Therapeut. Mir ist wichtig, euch gleich zu Beginn zu sagen, dass es Bella und mich als Paar ohne Paartherapie nicht mehr geben würde. Wir wissen also, wie es ist, dort auf der Couch zu sitzen, wo ihr jetzt sitzt.«

Bella: »Erzählt doch mal. Wer seid ihr, was macht ihr beruflich, wie lange seid ihr schon zusammen, habt ihr Kinder?«

Johanna lächelt nervös und blickt zu Mark. Dieser nickt und macht eine auffordernde Geste in ihre Richtung zurück.

»Ja also, ich bin Johanna, aber das wisst ihr ja schon. Ich bin 34 Jahre alt, Journalistin, aber momentan arbeite ich nicht, weil ich mich um unsere beiden Kinder kümmere. Tom ist jetzt fünf Jahre alt und Anika vier. Wir sind seit acht Jahren ein Paar und seit einiger Zeit läuft es bei uns nicht mehr gut. Ich denke, dass wir Schwierigkeiten mit unserer Kommunikation haben und ich würde gern etwas daran ändern.«

Chrisch: »Ok, danke, Johanna. Das klingt motiviert. Was ist mit dir, Mark?«

»Ich bin auch 34 Jahre alt, Ingenieur und arbeite als Teamleiter in einem mittelständischen Unternehmen. Ich hätte gern praktische Tipps, wie wir unsere Kommunikation verbessern können, damit es wieder so wird wie früher.«

Bella schmunzelt: »Ja, das ist so eine Sache mit den praktischen Tipps ... Wie würdet ihr denn eure Situation beschreiben? Oder ganz direkt gefragt, was ist euer Problem?«

Johanna: »Ja, also die Sache ist ...«

Chrisch: »Hm, Johanna, wir kennen uns noch nicht so gut, aber ich finde, dass du ganz schön traurig aussiehst.«

Johanna hält inne, reibt mit der einen Hand die Finger der anderen Hand und beginnt zu weinen.

»Entschuldigung, dass ich weine ... Ich ... Sonst ...«

Chrisch: »Na ja, ihr seid hier bei Therapeuten, ich sehe keinen Grund, warum du dich für deine Trauer entschuldigen solltest.«

Johanna atmet kurz durch, nimmt sich ein Taschentuch vom Tisch und trocknet ihre Tränen. »Ich bin traurig, weil ich mich so einsam fühle. Irgendwie bin ich mit allem allein. Den Kindern, dem Alltag, dem Haushalt. Mark ist von früh bis spät arbeiten, und wenn er nach Hause kommt, kommentiert er nur, wie es aussieht oder kritisiert mich dafür, dass ich abends Wein trinke. Und mit den Kindern lässt er mich im Stich. Macht immer nur einen auf Spaß-Papa und der ganze Rest, der Alltag mit den Kindern, die Erziehung bleibt an mir hängen.« Sie dreht sich zur Seite und blickt Mark an.

»Letztens erst hast du Tom wieder ›Junger Mann‹ genannt und wolltest ihm dann so quasi erwachsenenmäßig einen Erziehungsvortrag halten. Als könnte er das verstehen. Tom ist ein fünfjähriges Kind und kein kleiner Erwachsener, der von dir Vorträge über sein Verhalten hören möchte. Das will eigentlich niemand, ich auch nicht!«

Mark: »Ja, irgendwer muss aber auch mal streng sein. Du stellst es so dar, als wäre ich praktisch nie zu Hause und würde mich aus allem heraushalten. Und es stimmt, du trinkst jeden Abend und dafür, dass du den ganzen Tag zu Hause bist, sieht es oft bescheiden bei uns aus. Ich bekomme meine Aufgaben bei der Arbeit auch auf die Reihe. Überhaupt reicht es mir eigentlich auch. Du bist nur noch am Meckern.

Egal, was ich tue, Madame ist nicht zufrieden und muss bei allem, was ich mache, ihren Senf dazugeben.«

Chrisch wendet sich schmunzelnd an Mark: »Madame also?«

»Ja tut mir leid, ist mir so rausgerutscht. Ich bin auch ziemlich frustriert und wütend.«

Bella: »Ja, das ist in Ordnung. Hier ist Platz für alle Gefühle. Also, ihr seid beide sehr frustriert, das ist deutlich zu sehen und zu hören. Dennoch habe ich euch um eine Problembeschreibung gebeten. Ihr habt gerade mehr eure Gefühle beschrieben. Also noch mal ganz direkt, was ist denn euer Problem?«

Mark holt hörbar Luft: »Na ja, das Problem ist, dass Johanna alles nur noch negativ sieht. Bei uns gibt es nichts Schönes mehr. Alles ist so verkrampft und angespannt. Johanna ist nicht mehr ... nett oder lieb ... Ich weiß nicht, wie ich es sagen soll.«

»Also ist aus deiner Perspektive Johanna das Problem oder vielmehr ihre Anspannung?«

»Na ja, das habe ich so nicht gesagt, ich ...«

»Es ist ziemlich genau das, was du bis jetzt gesagt hast. Ich möchte dich gar nicht angreifen, ich beziehe mich nur auf das, was du gesagt hast.«

»Vielleicht ist auch der Alkohol das Problem ...«

»Junge!« Rutscht es Johanna raus.

Nun wendet sich Chrisch schmunzelnd Johanna zu: »Junge?«

»Ich trinke abends ein Glas Wein, Mark. Eins! Willst du aus mir jetzt hier eine Alkoholikerin machen? Ich möchte dich mal sehen nach einem ganzen Tag zu Hause, wenn du ...«

Bella: »Ähm, Johanna mit Blick auf die Uhr möchte ich dich bitten, doch auch noch mal aus deiner Sicht zu beschreiben, was das Problem ist.«

Johanna schluckt und atmet tief durch: »Das Problem ist, dass ich unter der Woche quasi alleinerziehend bin. Ich habe das Gefühl, dass Mark uns nicht will, so wenig wie er zu Hause ist. Es kommt mir so vor, als würde er vor mir und den Kindern flüchten und seine ach so wichtige Arbeit vor sich hertragen. Die Arbeit ist das Wichtigste und dann kommt für Mark lange Zeit gar nichts.«

Chrisch: »Also ist aus deiner Sicht wiederum Mark das Problem?«

»Na ja, wenn du es so ausdrücken willst …«

»Das tue ich nicht, ich beziehe mich auch nur auf deine Worte …«

Bella: »Ich möchte gleich zu Beginn noch ein wichtiges Thema ansprechen. Es passiert Eltern oft, dass eine Art Feindschaft entsteht. Ich weiß, dass das Wort ein wenig extrem klingt, aber im Kern drückt es ganz gut aus, worum es geht.«

Johanna und Mark sehen Bella überrascht an.

Chrisch: »Vielen Eltern geht es durch die Situation mit ihren Kindern nicht gut. Es ist keine Zeit mehr da für die Beziehung und alle Lebensenergie wird für die Kinder genutzt. Da können viele Frustrationen und Belastungen entstehen.«

Bella: »Viele Paare sehen dann im anderen den Grund dafür, dass es nicht mehr schön ist. Beziehungsweise machen sich Vorwürfe darüber, dass es angespannt, unkomfortabel ist, weil er oder sie nicht mehr locker, leicht oder lieb ist.«

Chrisch: »Also Johanna, du würdest vermutlich den Standpunkt vertreten, dass Mark nur bestimmte Dinge tun oder lassen müsste, damit es euch wieder gut geht, oder?«

Bella: »Und du, Mark, siehst es wahrscheinlich andersherum. Johanna müsste wieder auf eine bestimmte Art sein, damit es allen gut geht, oder?«

Beide gucken ein wenig verblüfft hin und her und nicken dann stumm.

Chrisch: »Die Sache ist, dass es euch aus einem anderen Grund nicht gut geht. Wenn ihr das aber nicht erkennen könnt, kann so etwas wie eine Art Feindschaft entstehen, in der ihr euch gegenseitig vorwerft, schuld an der Misere zu sein. Eigentlich sitzt ihr aber im gleichen Boot und solltet euch eher verbünden, solidarisieren und erkennen, dass es euch beiden gleich schlecht geht.«

Johanna: »Ja, aber woran liegt es denn dann, wenn nicht an uns?«

Bella: »Es liegt an den Kindern. Kinder zu haben ist sehr, sehr anstrengend. Natürlich ist es auch schön und großartig. Aber es kostet eben auch sehr viel Kraft und Zeit.«

Chrisch: »Kinder zu haben bedeutet, in einem ständigen Mangel zu sein. Es fehlt an Zeit, Komfort, Raum für sich selbst und die Beziehung. Und deswegen fühlen wir uns nicht gut und wollen, dass die, der andere dafür sorgt, dass es uns wieder besser geht.«

Übung: Solidarität

Vielleicht bist du selbst Mama oder Papa: Sehr vieles in einer Beziehung mit Kind ist anders. Es gibt fast keine Zeit mehr. Keine Zeit als Liebespaar, keine Freizeit, keine freien Wochenenden, plus die Bewältigung des Lebensalltags, Gelderwerb, sprich Arbeit – nicht mal mehr ausschlafen am Wochenende ist mitunter möglich. Vieles wird mit der Zeit besser, wenn die Kinder größer werden. Aber hierbei geht es um Jahre. Wenn du also das Gefühl hast, dass der Mangel an Komfort, an freier Zeit und guter Laune die Schuld deiner Partnerin oder deines Partners ist, mach dir bewusst, dass es wahrscheinlich euch beiden so geht. Auch wenn wir es so erleben, uns unser Gefühl sagt, dass es am anderen liegt, versuch dir klarzumachen, dass ihr beide in einer ähnlichen Situation seid. Ihr vermisst beide die gleichen Dinge aneinander und im Alltag. All das ist nicht da, weil ihr Eltern seid, die im gleichen Boot sitzen. Was würde sich ändern, wenn ihr beide denken und wissen könntet, dass ihr in der derselben Situation seid, das Gleiche vermisst und es eben nicht die Schuld der oder des anderen ist? Wie wäre es, miteinander solidarisch zu sein?

Johanna: »Vom Kopf her kann ich es sofort verstehen, aber gefühlt bleibt es so, dass Mark schuld ist.«

Mark: »Bei mir ist es ganz ähnlich.«

Chrisch: »Das ist völlig normal. Uns ist erst einmal wichtig, es euch zu sagen. Ihr habt es jetzt schon mal gehört, die Idee ist in euren Köpfen. Ich denke, dass ihr es am Ende unseres Prozesses dann fühlen und euch danach verhalten könnt.«

Bella: »Gut, dann sollten wir jetzt noch ein paar Fragen und organisatorische Dinge klären und dann habt ihr auch schon euer Erstgespräch geschafft.«

Nach ein paar Minuten neigt sich das Gespräch dem Ende zu.

Bella: »Wir sind an dieser Stelle für heute fertig, wenn ihr keine weiteren Fragen habt.«

Johanna und Mark schauen sich an und schütteln beide den Kopf.

Chrisch: »Gut, dann nehmt euch ein wenig Zeit für eure Entscheidung und sprecht in Ruhe darüber, ob ihr mit uns arbeiten möchtet, und vielleicht sehen wir uns schon bald wieder.«

Interview

Neugier: »Ich fand das Erstgespräch sehr interessant. Ich hatte nicht erwartet, dass es bei aller Anspannung und Frustration so ehrlich und gleichzeitig doch recht geordnet abläuft.«

Bella: »Ja, so geht fast allen Paaren. Es gibt gewisse Erwartungen oder Vorstellungen, obwohl ja die wenigsten schon mal eine Paartherapie gemacht haben. Die meisten Paare sind sehr angespannt und ein wenig ängstlich, wenn sie das erste Mal kommen. Deshalb ist es uns wichtig, von Beginn an eine möglichst sichere und offene Atmosphäre aufzubauen.«

Neugier: »Ich finde es interessant, dass auch ein wenig gelacht wurde, auch wenn es um viel Frustrationen und vielleicht auch Schmerz oder Verzweiflung geht. Ich dachte immer, das alles wäre viel ernster oder vielleicht auch trauriger.«

Chrisch: »Ja, das ist ein wichtiger Punkt. Es geht nicht darum, etwas auf die leichte Schulter zu nehmen oder sich lustig zu machen. Wenn wir über etwas lachen können, bedeutet das, dass wir Abstand zu etwas einnehmen können. Also nicht komplett traurig, wütend oder frustriert in unseren Gefühlen zu schwimmen. Und das ist für Paare gerade zu Anfang besonders wichtig, weil kaum noch Puffer oder Abstand vorhanden ist. Wir werden es noch erleben, dass es in einer Therapie immer auch sehr ernst zugeht. Da ist es wichtig, gleich zu Beginn einer Zusammenarbeit auch den Humor dabei zu haben. Es ist bestimmt aber auch eine Frage des Typs oder des therapeutischen Stils.«

Bella: »Alle Paare sprechen fast immer über schlechte Kommunikation und betonen, wie wichtig es ihnen ist, etwas zu tun. So als würde es eine Tätigkeit geben, die sie ausführen können, damit es wieder besser wird. Wir nennen das ›aktive Kompetenzen‹. So etwas wie Kontrolle ausüben, etwas Bestimmtes im Außen tun, damit sich eine Situation verändert.«

Chrisch: »In einer Paartherapie geht es häufig aber mehr um passive Kompetenzen. Damit meinen wir, dass wir lernen, unsere inneren Vorgänge besser beobachten und regulieren zu können. Dazu gehört auch, innerlich Abstand einnehmen und zum Beispiel lachen zu können, anstatt komplett frustriert oder traurig zu sein. Wobei diese Gefühle alle gleich viel wert sind.«

Neugier: »Mich würde interessieren, was ihr von den beiden haltet. Darf ich fragen, ob sie eine Chance haben?«

Chrisch: »Ich denke, und das sagen Therapeuten immer, dass sie sich schon früher hätten auf den Weg machen können. Aber jetzt sind sie bei uns und ich bin recht zuversichtlich. Obwohl sich beide schon gut in ihrem Beziehungskrieg positioniert haben. Das wird einiges an Arbeit, sie da wieder rauszuholen. Gerade aus dieser Art Feindschaft, in der sie wie viele andere Eltern auch stecken. Ich denke, dass sie eine Chance haben, eine gute sogar. Aber es wird auch zur Sache gehen.«

Bella: »Ich habe heute viele Bedürfnisse gehört, die jeweils an den anderen recht vorwurfsvoll adressiert wurden. Im Grunde genommen ein ganzes Knäuel und das zu entwirren, wird ein wenig dauern, weil auf beiden Seiten viele Verletzungen da sind. Sie haben eine Chance, aber eine Garantie, dass sie es als Paar schaffen, können wir nicht geben. Wenn wir gemeinsam eine gute Arbeitsbasis hinbekommen, bin ich positiv gestimmt.«

Neugier: »Wie meinst du das mit den Bedürfnissen und dem, wie hast du es genannt, adressieren?«

Bella: »Johanna kann unzufrieden sein und sagen, dass Mark nie zu Hause ist, zu lange arbeitet, sie mit allem allein lässt, sie nicht einer Meinung bei den Kindern sind. Und Mark kann mit dem gleichen Recht Vorwürfe formulieren. Am Ende geht es darum, dass wir unsere Bedürfnisse auch als solche erkennen, mitbekommen, dass sie etwas sind, das wir brauchen. Und nicht etwas, das die oder der andere schuldig ist. Johanna könnte dann so etwas sagen wie: ›Schatz, ich bin überfordert und brauche deine Unterstützung.‹ Und wenn unsere Arbeit gelingt, übernehmen beide die Verantwortung für dieses Bedürfnis und finden eine gemeinsame Lösung. Das ist dann schön, befriedigend oder auch liebevoll für die beiden. Interessanterweise ist die Lösung am Ende gar nicht so wichtig, sondern nur, dass sich beide um dieses Bedürfnis bemühen. Es spielt dann auch keine Rolle mehr, wer welches Bedürfnis hat.«

Chrisch: »Dafür braucht es eine gewisse Offenheit oder auch Weichheit, Wohlwollen, Mitgefühl, Vertrauen. Das sind gerade zu Beginn die Dinge, die oft nicht mehr vorhanden sind. Aus diesem Grund ist eine Paartherapie sehr anspruchsvoll, weil das, was es braucht, kaum noch da ist. Wie in einer Art Beziehungswüste.«

Neugier: »Okay, ihr beiden, soweit erst einmal. Ich bin sehr gespannt, wie es weiter geht.«

Info: Aktive & passive Kompetenz

Wenn es uns nicht gut geht, uns etwas stört oder fehlt, nutzen wir unsere Fähigkeiten (aktive Kompetenzen), um diesen Zustand zu verändern. Wir werden aktiv und handeln, tun etwas, um uns wieder besser zu fühlen. Wenn wir zum Beispiel durstig sind, setzen wir uns in Bewegung und trinken etwas. Oder wenn wir hungrig sind, kochen wir uns etwas zu essen.

Wenn wir passive Kompetenzen nutzen, geht es darum, dass wir etwas aushalten. Wir warten ab, harren aus oder ertragen etwas. Im Fall von Hunger oder Durst würde das bedeuten, dass wir den Zustand des Dursts oder Hungers aushalten, ohne etwas zu tun. Viele Paare, denen es nicht gut geht, suchen sehr häufig nach Lösungen, die aktive Kompetenzen erfordern. Es ist nahe liegend: Uns geht es nicht gut mit einer bestimmten Situation in unserer Beziehung, also wollen wir etwas tun. Zielstrebig an etwas arbeiten, ganz praktisch etwas verändern. Oder wir fordern unser Gegenüber auf, etwas zu tun, etwas zu verändern. Im Bereich der Beziehungen geht es allerdings um Gefühle. Diese lassen sich durch aktive Kompetenzen, Handlungen, praktisches Tun kaum bis gar nicht verändern. Es würde bedeuten, dass wir etwas tun können, um jemanden zum Beispiel zu lieben oder aber auch nicht zu lieben. Das wiederum bedeutet, dass wir das, was wir fühlen, kaum durch eine konkrete Handlung verändern können. Wir können vielmehr lernen, unsere Gefühle auszuhalten und versuchen innerlich einen Abstand zu ihnen zu gewinnen. Wenn uns das gelingt, können wir besser verstehen, wie sie entstehen und was sie bedeuten. Das ist am Ende das, worum es in einer Beziehung viel eher geht. Zu lernen, wie unsere Gefühle entstehen und einen Umgang mit ihnen zu finden, der für uns und unser Gegenüber angemessen ist.

Die Entscheidung

Johanna und Mark nehmen sich einen Tag Zeit, um ihre Entscheidung zu überdenken. Am nächsten Abend sitzen beide bei einem gemeinsamen Glas Wein am Küchentisch. Die Kinder sind im Bett und beide geben sich Mühe, eine halbwegs entspannte Situation zu haben, um ein möglichst konfliktfreies Gespräch zu führen. Johanna richtet sich in ihrem Stuhl auf und beginnt.

»Also ich fand das Erstgespräch ganz gut. Ich meine, die beiden haben es ganz gut gemacht, finde ich. Ich habe mich wohlgefühlt. Wie ist es bei dir?«

»Ich sehe es ähnlich. Ich fand es erstaunlich, dass wir beide recht offen und ehrlich waren und das auch in Ordnung war. Ich weiß, dass wir nicht so schöne Dinge gesagt haben, aber in Gegenwart der beiden hatte ich das Gefühl, dass es in Ordnung ist, was wir sagen.«

»Das mit der ›Madame‹ und dem ›Junge‹ fand ich lustig. Chrisch scheint Humor zu haben.«

»Ja und Bella hat mir gleich mal gezeigt, wie genau sie zuhört.«

Johanna lehnt sich in ihrem Stuhl zurück und nickt leicht.

»Ich würde es gern mit den beiden versuchen. Mir hat es gefallen, dass Bella gesagt hat, dass es um uns geht und wenn wir merken, dass wir bei den beiden nicht richtig sind, auch jederzeit wechseln oder aufhören können.«

»Das hat mir auch gefallen. Und ich denke, dass wir es tun sollten. Ich möchte wirklich, dass es uns besser geht, auch wenn ich noch nicht weiß, wie das geht.«

Johanna legt einen Arm auf den Tisch vor Mark und öffnet ihre Hand. Mark nimmt ihre Hand und drückt diese leicht.

»Also, Madame, dann wagen wir es?« Beide lächeln.

»Ja, ich schreibe den beiden morgen und vereinbare einen Termin. Wobei, eine wichtige Sache haben wir noch vergessen«

Mark guckt fragend.

»Du hast noch gar nicht rumgejammert, wie teuer das alles ist.«

Mark lacht.

»Stimmt. Aber auch wenn ich es wenig frech von Bella fand, hat sie schon recht. Am Ende ist eine Scheidung teurer als eine Paartherapie.«

»Ok aufregend, dann machen wir jetzt also offiziell eine Paartherapie. Ich hoffe, dass es funktioniert.«

Übung: Körperkontakt

Im Laufe der Zeit können bestimmte Dinge in unserer Beziehung abnehmen: Körperkontakt, Freundlichkeit, Neugier, Respekt, um nur einige zu nennen. Wenn wir dazu noch Konflikte haben, die wir nicht gut lösen können, wird unsere Beziehung oft körperlos und besteht mitunter ausschließlich aus Worten, Gesprächen oder Streit. Es kann wichtig sein, den Kontakt auch körperlich wieder herzustellen. Versuche durch eine kleine Umarmung oder wie im vorangegangenen Beispiel ein kurzes Händehalten Körperkontakt herzustellen. Eine Umarmung, ein kurzes Händchenhalten wird die angespannte Situation nicht gleich verändern, aber es hilft, sich zu beruhigen, ein gewisses Maß an Sicherheit entstehen zu lassen und wieder zu fühlen, dass die Beziehung nicht nur aus Worten besteht. Wichtig ist, dass du diesen Körperkontakt nicht erzwingst und versuche nicht allzu enttäuscht zu sein, wenn es nicht funktioniert, weil die Atmosphäre zu geladen und angespannt ist. Auch ohne Konflikte ist es immer eine gute Idee, alltägliche Körperlichkeit zu pflegen. Es gibt nie zu viele Umarmungen! Also fang wieder oder grundsätzlich damit an!

Paartherapie: Es geht los

»Oka ihr beiden. In unserer ersten Sitzung möchten wir gemeinsam mit euch etwas anschauen. Deshalb …« Bella deutet auf jeweils zwei gruppierte Stühle an zwei gegenüberliegenden Wänden, »bilden wir heute Teams. Du, Mark, bildest mit Chrisch ein Team und du, Johanna, mit mir.«

Chrisch sieht fragend zu Mark: »Auf welcher Seite sitzen wir?«

Mark sieht kurz beide Wände an, vor denen die Stühle stehen und deutet auf die rechte.

»Gut, Johanna, dann gehen wir auf die andere Seite.«

Die Teams setzen sich jeweils auf ihre Stühle und Bella und Chrisch nehmen einen Stapel unbeschriebenes Papier und einen dicken Stift zur Hand.

Chrisch beginnt zu erklären, um was es im Folgenden gehen soll.

»Also, ihr zwei, unser Eindruck aus dem Erstgespräch ist, dass ihr sehr frustriert seid. Und dieser Frust wird zwischen euch beiden zu starken Vorwürfen.«

Chrisch sieht erst Mark und dann Johanna kurz an.

»Nun, die Sache mit den Vorwürfen ist die: Je öfter wir sie hören, desto weniger hören wir sie eigentlich. Was passiert mit dir, Mark, wenn du nach Hause kommst und Johanna dir sagt, dass du schon wieder viel zu spät bist?«

Mark überlegt einen Moment.

»Na ja, es ist mir irgendwie vertraut. Es ist so, als würde ich schon wissen, was sie gleich noch alles sagt, wie ein Film, den ich innerlich abspule.«

»Sehr gut beschrieben, Mark. Weil du schon weißt, was kommt, hörst du eigentlich gar nicht mehr hin, oder?«

»Ja, das stimmt. Jetzt, wenn wir darüber sprechen, ist mir das aber auch irgendwie unangenehm.«

Bella: »Das ist verständlich. Johanna? Kennst du das auch? Mark sagt dir etwas und du weißt innerlich schon, wie es weiter geht? Spielt sich bei dir auch eine Art Film ab?«

»Ja, ich denke schon. Ich schalte auf Durchzug, weil ich keine Lust habe, mir das alles wieder und wieder anzuhören.«

Chrisch: »Wir möchten heute diesen Film verlangsamen und in Zeitlupe mit euch durchgehen, herausfinden, was ihr genau hört in diesen Momenten. Wir schreiben es auf und legen die Zettel vor uns auf den Boden.«

Mark: »Das klingt irgendwie kompliziert. Und ein bisschen verrückt. Ich meine, hilft uns das?«

Chrisch: »Wir machen einen Deal, Mark. Lass dich heute darauf ein und wir schauen am Ende gemeinsam ganz ehrlich, ob es etwas gebracht hat, ok?«

Mark reibt die Handflächen auf seinen Oberschenkeln, nickt und lächelt.

»Ich schlage vor, dass wir starten. Mark, ich vermute, dein Film startet schon, bevor du zu Hause bist, oder?«

»Ja, das ist der Moment, bevor ich die Haustür aufschließe. Ich halte kurz inne, schließe die Augen und atme einmal durch. Ab diesem Moment fühle ich mich schon ganz elend und verzweifelt.«

Chrisch schreibt auf das erste Blatt ›Ich fühle mich elend‹ und auf ein zweites ›Ich bin verzweifelt‹.

»Das ist schon mal ein Anfang. Jetzt geht es darum herauszufinden, was du von Johanna hörst. Also nicht um ihre Worte, wenn sie dir etwas vorwirft, sondern das, was du eigentlich hörst, was du in deinem Film siehst, der dann abläuft.«

Mark: »Ich meine, ich hätte spontan etwas, aber das ist ein wenig derb.«

»Das ist gut, nur raus damit!«

»Also, ich höre eigentlich immer nur … Ich soll das jetzt echt so sagen?«

Chrisch nickt stumm.

»Na gut. Ich höre immer nur ›Du bist scheiße!‹«

Chrisch schreibt auf das nächste Blatt ›Ich bin scheiße‹. In den folgenden zehn Minuten sammeln Mark und Chrisch immer weitere Sätze wie ›Ich genüge nicht‹, ›Ich mache alles falsch‹, ›Ich bin nicht liebenswert‹.

Chrisch: »So, ich denke, da haben wir schon einiges zusammenbekommen. Was meinst du Mark?« Chrisch deutet auf die vielen Blätter, die vor ihnen liegen. Mark schweigt und zuckt mit den Schultern.

Bella: »Na gut, dann sind wir beide jetzt dran, Johanna … Johanna?«

Johanna starrt vor sich hin und sieht sehr nachdenklich aus. Sie blickt auf.

»Hm? Entschuldige, ich war noch nicht so weit. Mich hat das mitgenommen, diese Sätze zu hören.«

Bella: »Ja, ich bin ganz froh, dass es dir so geht. Das ist ein gutes Zeichen.«

»Wie? Ein gutes Zeichen. Das ist doch alles schrecklich. Auf mich wirkt das so, als müssten wir uns trennen.«

»Du denkst, dass ihr euch trennen müsst, weil du Mitgefühl mit deinem Mann hast?«

»Mitgefühl? Mark hat doch nur schlimme Dinge aufgeschrieben.«

»Ja, das sind sehr unschöne Gefühle. Aber dir geht es jetzt schlecht, weil es ihm schlecht geht. Und das ist ein gutes Zeichen, weil es bedeutet, dass Mark dir nicht egal ist. Es sind schlimme Gefühle, die Mark in eurer Beziehung hat. Aber dir sind sie nicht egal. Also habt ihr beide noch eine Basis. Und das ist gut.«

Johanna guckt ein wenig verwirrt und seufzt. »Na gut, ich denke, ich weiß, was du meinst.«

»Gut, dann lass uns mal loslegen. Was hörst du, wenn Mark dir Vorwürfe macht?«

»Hm … Bei mir sind es so Sätze wie ›Ich genüge nicht‹, ›Ich bin faul‹, ›Ich bin eine schlechte Mutter‹, ›Mit mir stimmt etwas nicht‹, ›Ich bin eine Trinkerin‹.«

Bella schreibt die Sätze auf und legt die Blätter vor sich und Johanna auf den Boden. Johanna schweigt.

Bella: »So weit erst einmal, Johanna? Es ist einiges geworden.«

»Ja, mehr fällt mir gerade nicht ein.«

Chrisch: »Ok, dann tauscht bitte die Plätze!«

Mit einer auffordernden Geste wendet sich Chrisch abwechselnd an Johanna und Mark. Die beiden stehen auf, wechseln die Stühle, sodass sie jetzt die Sätze des jeweils anderen lesen können.

Bella: »Guckt euch bitte die Sätze eures Gegenübers an. Lasst sie auf euch wirken und überlegt euch, wie es wohl ist, diese Sätze zu hören, versucht ein Gefühl dafür zu bekommen.«

Mark: »Ganz schön heftig.«

Chrisch: »Wie meinst du das?«

»Na ja, das sind keine Kleinigkeiten, die hier stehen. Das wirkt alles so absolut, so groß.«

Chrisch: »Ja, ich könnte auch sagen, dass alles endgültig, fast vernichtend wirkt.«

Bella: »Ist da so? Fühlt ihr euch vernichtet, wenn ihr euch Vorwürfe macht?«

Johanna: »Vernichtet passt nicht richtig. Es ist eher wie eine Falle, in die Mark mich steckt, aus der ich nicht mehr rauskomme.«

»Wenn du dir anschaust, was Mark hört, wenn du ihm etwas sagst, würdest du dann sagen, dass er besser dran ist oder irgendwie einen Vorteil dir gegenüber hat?«

»Nein, das nicht. Aber ich denke, dass es an ihm liegt, damit aufzuhören. Dann müsste ich ihm das hier auch nicht mehr sagen.«

Chrisch: »Wie ist es für dich, wenn du Johannas Sätze liest, Mark?«

Mark: »Also die Sätze sind schon extrem. Aber ich denke auch, dass Johanna selbst schuld ist. Ich meine, wenn sie sich mehr Mühe geben würde, wäre unser aller Leben sehr viel besser. Ich denke, wir haben ein schönes Haus, genug Geld, sie hat den ganzen Tag Zeit, kann mit den Kindern zusammen sein. Was will sie noch? Das alles reicht ihr nicht. Immer gibt es etwas auszusetzen, bin ich schuld an allem.«

Info: Das Schuldprinzip

Wenn es uns nicht gut geht, uns etwas stresst oder wütend macht, suchen wir nach dem Grund dafür. Meistens finden wir diesen auch sehr schnell. Das vermeintlich Gute daran: Dieser Grund hat oft nichts mit uns, unserem Verhalten oder unseren Handlungen zu tun, sondern häufig mit den anderen oder den Umständen. Wer sich näher mit dem Thema beschäftigen möchte: Dieses Phänomen nennt sich ›kognitive Dissonanz‹. Also, wenn es uns nicht gut geht, suchen wir nach einem Grund im Außen, in anderen

Personen oder Umständen. Wenn wir den Grund finden, geht es uns häufig besser. Wenn wir zum Beispiel zu spät zur Arbeit kommen, können wir dem Verkehr die Schuld geben. Das fühlt sich besser an, als uns klarzumachen, dass wir auch früher hätten aufstehen können. In unseren Beziehungen gehen wir (ungewollt) genauso vor. Wenn etwas nicht gut läuft, schauen wir innerlich bei unserem Gegenüber vorbei. Wir suchen nach dem Grund bei unserer Partnerin, unserem Partner, wenn wir uns nicht (mehr) wohl-fühlen. Das Gefährliche an dieser Situation ist, dass unser Gegenüber meist in einer ähnlichen Lage ist und das Gleiche macht: Bei uns vorbeischauen, anstatt bei sich selbst. So kann ein sich wiederholendes und sich verfesti-gendes Muster aus Schuldzuweisungen entstehen, aus dem wir schwer wieder herauskommen. Der andere ist durch sein Tun oder Nicht-Tun dafür verantwortlich, dass es uns nicht gut geht. Unser Gegenüber müsste sich mehr anstrengen, besser verhalten, verständnis- oder liebevoller, ent-spannter oder aufgeschlossener sein und schon würde die Welt ganz an-ders aussehen. Hinter Schuldzuweisungen verbergen sich oft unerfüllte Bedürfnisse und Sehnsüchte, von denen wir uns wünschen, dass sie von unserer Partnerin, unserem Partner erfüllt werden. Wenn wir allerdings in der Schuldzuweisungsfalle stecken, geht es primär nicht mehr um diese, sondern eigentlich nur noch um Angriff und Verteidigung. Das wiederum bedeutet, dass immer mehr von unseren Wünschen und Bedürfnissen auf der Strecke bleiben und somit wachsen unsere Zweifel, unsere Ungeduld und unsere Frustration. Dies erhöht den Druck auf das Schuldprinzip: Es wird immer enger in unserer Beziehung.

Johanna springt auf und zeigt mit dem Finger auf Mark.
»Seht ihr! Das muss ich mir ständig anhören. Du bist so ein selbstgefälli-ges …«
Chrisch: »Was möchtest du jetzt tun, Johanna?«
Johanna hält inne und sieht verwirrt zu Chrisch.
»Wie? Was ich jetzt tun möchte? Ich tue doch schon etwas!«

»Im Moment sprichst du nur. Aber was würdest du gern tun, ganz praktisch.«

Johanna überlegt und lächelt kurz.

»Am liebsten würde ich Mark jetzt zerreißen wie ein Blatt Papier.«

Bella: »Nun, das ist ein kreatives Bild. Hilft es dir, dir das vorzustellen?«

»Ja, ein wenig schon.« Johanna bekommt rote Wangen.

»Kann ich ihn auch mehrfach zerreißen?«

Chrisch: »Wenn es dir bei deiner Wut hilft, auf jeden Fall, so oft du möchtest.«

Mark: »Äh Moment mal. Ich bin auch noch da. Seid ihr jetzt alle gegen mich? Ich fasse es nicht. Mich zerreißen wie ein Blatt Papier, ihr spinnt doch!«

Es wird still im Raum.

Chrisch: »Ok, Mark, sieh dir bitte die Blätter an, die vor dir liegen. Das ist das, was Johanna hört, wenn du sie kritisierst.«

Mark verschränkt die Arme und schiebt seine Beine nach vorn.

»Ja und?«

»Schau mal: Wann hast du jemals einen dieser Sätze wortwörtlich so zu Johanna gesagt und auch gemeint?«

Mark sieht auf den Boden und zuckt mit den Schultern.

»Keine Ahnung … Noch nie?«

»Aha, wie kann das sein, dass du etwas sagst und so etwas bei Johanna passiert?«

»Keine Ahnung, Chrisch, vielleicht hat Johanna einfach eine Schraube locker.«

Chrisch lacht.

»Aha, du dann doch aber auch, oder?«

»Mir reicht es gleich. Ich lass mich hier weder zerreißen noch lasse ich mir sagen, dass ich jetzt auf einmal eine Schraube locker habe.«

»Nun, du hast gerade mit der Schraube angefangen. Komm mal mit.«

Chrisch geht zu Marks Stuhl mit seinen Zetteln.

»Komm her, bitte.«

Mark steht widerwillig auf und geht zu seinem Stuhl.

»Johanna, wann hast du jemals einen dieser Sätze zu Mark gesagt und ihn auch so gemeint.«

»Noch nie.«

»Also Mark, wie kann es sein, dass deine Frau dir etwas sagt und du das hier hörst?«

Mark schaut nachdenklich auf seine Blätter und dann alle abwechselnd an. Er beginnt zu lächeln.

»Ihr habt schon recht. Irgendwie passt das am Ende nicht. Wenn Johanna mir sagt, ›du bist zu spät zu Hause‹, hat sie nicht ganz unrecht. Ich könnte es wie eine neutrale Aussage aufnehmen. Ich verstehe nicht, wie daraus zum Beispiel ›Ich bin scheiße‹ wird.

Bella: »Verblüffend, oder? Johanna sagt dir etwas und du hörst im Grunde genommen etwas ganz anderes, wofür du ihr am Ende aber die Schuld gibst.«

Chrisch: »Und das gilt auch für dich, Johanna. Du hörst etwas anderes, im Grunde genommen etwas, das gar nicht gesagt wird, gibst aber Mark die Schuld dafür.«

Johanna: »Ja, und was bedeutet das jetzt? Das wir nicht zusammenpassen?«

»Nein. Eigentlich das genaue Gegenteil, ihr passt sehr gut zusammen. Auf euch wartet nur Arbeit, um das zu verstehen und es dann anders zu machen. Vor allem in euch selbst.«

Mark: »In euch selbst. Wie esoterisch ...«

Bella: »Mark, wir sind es doch gerade durchgegangen. Wie würdest du beschreiben, was passiert, wenn Johanna dir etwas sagt und du eigentlich nur noch einen bestimmten Satz, eine bestimmte Botschaft hörst?«

»Ich würde sagen, dass es wie eine Art Filter ist, der die Sätze verändert.«

»Und? Wo ist dieser Filter?«

Nach einem kurzen Moment des Nachdenkens fängt Mark an zu lächeln und winkt ab.

Chrisch: »Mark, wir sind auf keiner Seite oder gegen einen von euch. Wenn du möchtest und wütend auf Johanna bist, kannst du sie genauso innerlich zerreißen. Es geht darum, in euch wieder etwas in Bewegung zu bringen. Ihr beide seid in euren Vorwürfen erstarrt und hört nur noch sehr starke Botschaften, die gar nicht gesagt werden.«

Bella: »Deswegen war uns heute jedes Mittel recht, euch zu helfen, eure Gefühle zuzulassen und auszudrücken.«

An Johanna gewandt.

»Gefühle auszudrücken und stark von etwas berührt zu sein, das uns unser Partner vermeintlich sagt, bedeutet, dass wir viel eher zusammenpassen als das Gegenteil. Mark lässt dich eben nicht kalt. Bei positiven Dingen finden wir das großartig. Aber bei negativen Dingen beginnen wir zu zweifeln. Das ist völlig normal. Die Konsequenz ist nicht die Trennung, sondern weiterzumachen und daran zu arbeiten.«

Chrisch klatscht leicht in die Hände.

»Ihr beiden, wir haben schon ein wenig überzogen und die nächsten Klienten kommen demnächst. Ich denke und hoffe, dass wir das fürs Erste heute so stehen lassen können.«

Bella: »Ja, das denke ich auch. Ich möchte, dass ihr bis zum nächsten Mal versucht, eine Art Aufmerksamkeit dafür zu entwickeln, was mit euch passiert, wenn ihr euch kritisiert. Versucht mitzubekommen, was gesagt wird und was ihr dann eigentlich hört. Und es genügt, wenn euch das ein oder zwei Mal gelingt.«

Übung: Schuldprinzip

Das Schuldprinzip anzuwenden ist für uns alle alltäglich und normal und in den meisten Fällen auch unproblematisch. Dann ist eben der Autofahrer vor uns oder der blöde Computer schuld. Diese Schuldzuweisungen haben meistens keine Konsequenzen und es ist für uns selbst angenehm, diese vorzunehmen: Wir lassen Dampf ab, regen uns kurz auf und die Sache ist erledigt. In wichtigen Beziehungen sieht es dagegen ganz anders aus –

Schuldzuweisungen können unsere Beziehungen erheblich stören und belasten. Wir machen das in den meisten Fällen aber nicht bewusst, sondern gewohnheitsmäßig, weil wir es in unserem Lebensalltag ständig tun. Deshalb: Versuche, mal eine gewisse Zeit lang mitzubekommen, in welchen Situationen du zum Schuldprinzip greifst. Wer ist wann und warum daran schuld, dass es dir nicht gut geht, du wütend oder unzufrieden bist. Der erste Schritt besteht darin, eine Aufmerksamkeit dafür zu entwickeln, es mitzubekommen. Denn erst wenn uns etwas auffällt, können wir es verändern.

Interview

Neugier: »Das war eine spannende erste Sitzung. Wie geht es euch, wie habt ihr das Ganze erlebt?«

Bella: »Für den Auftakt war das heute gut. Ich bin recht beeindruckt, wie stark die beiden jeweils diese Botschaften hören, die gar nicht gesagt werden.«

Chrisch: »Das ist wirklich ein großes Thema. Deswegen sagen sehr viele Paare im Erstgespräch auch, dass die Kommunikation das Problem ist. Das ist es aber häufig gar nicht.«

Neugier: »Wie meinst du das? Ich würde sagen, dass die Kommunikation der beiden schon sehr beeinträchtigt, vielleicht sogar gestört ist.«

Chrisch: »Sicherlich ist die Kommunikation der beiden an dieser Stelle nicht gut. Aber das Problem entsteht an einer ganz anderen Stelle. Ich versuche es mit einem Beispiel. Wenn du etwas zu essen kochst, das am Ende nicht schmeckt, kannst du der Küche, dem Rezept oder den Zutaten die Schuld geben. Ein Paar sagt dann, unser Problem ist die Küche. Und würden wir den beiden dann in der Küche zugucken, würden wir eben genau das sehen: zwei Menschen, die in der Küche nicht gut zurechtkommen. Das eigentliche Thema ist aber nicht die Küche, sondern viel mehr die Fähigkeit der beiden zu kochen, mit Lebensmitteln umzugehen, abzuschmecken, all diese Dinge.«

Neugier: »Bella, was ist mit dir, du siehst nachdenklich aus.«

Bella: »Ach, ich denke gerade über die verpassten Chancen der beiden heute nach und meinen Ansprüchen in der Arbeit.«

Neugier: »Magst du das erläutern?«

Bella: »Für die erste Sitzung war das heute sehr gut, da kann ich gar nicht mehr verlangen. Aber beide hätten heute erkennen können, dass sie im Grunde genommen im gleichen Boot sitzen. Das waren sehr starke Botschaften auf den Zetteln heute und alle waren sehr ähnlich auf beiden Seiten. Ich hätte mir gewünscht, dass sie die Ähnlichkeit erkennen. Dass sie sehen, dass sie sich genauso verhalten, wie sie es der, dem anderen vorwerfen und darüber vielleicht ein Mitgefühl entwickeln. Dadurch könnten sie innerlich wieder ein wenig mehr zusammenrücken und sich verbünden. Johanna hätte erkennen können, dass Mark im Grunde genommen das Gleiche wie sie erlebt und andersherum. Ich denke, das hätte einen guten Effekt für beide gehabt. Es hätte im ersten Moment nichts verbessert, aber vielleicht wieder ein Gefühl von mehr Nähe mit sich gebracht und die Fronten ein wenig abgebaut.«

Chrisch: »Um das mit dem Anspruch zu erklären. Als Therapeuten vertreten wir den Standpunkt, dass wir etwas für unsere Klienten wollen. Bis zu einem gewissen Grad übernehmen wir Verantwortung für ein Paar, für die Zusammenarbeit, die hier stattfindet. Deswegen müssen wir immer wieder prüfen, ob wir zu viel oder zu wenig wollen. Wenn wir zu viel wollen, überfordern wir, wenn wir zu wenig wollen, unterfordern wir. Das ist anspruchsvoll und das überprüfen wir innerlich immer wieder. Ich denke, das meinte Bella. Denn ich habe in der Sitzung auch gedacht, dass sie die Ähnlichkeit ihrer Lage erkennen könnten.«

Bella: »Vielleicht hätten wir es noch mehr betonen sollen, dass sie im gleichen Boot sitzen, aber vielleicht war es heute noch nicht dran, vielleicht wäre genau das auch zu viel gewesen.«

Neugier: »Das bedeutet, dass ihr auch selbstkritisch seid. Passiert es oft, dass ihr Klienten über- oder unterfordert?«

Bella: »Vielleicht nicht oft, aber ja, auf jeden Fall passiert es mal. Gerade zu Beginn einer Zusammenarbeit tasten wir uns heran und versuchen herauszufinden, welches Maß das Richtige ist. Dabei sind wir immer aufrichtig und wertschätzend. Wenn etwas aus dem Rahmen fällt, können wir uns entschuldigen oder etwas richtigstellen. So entsteht mit der Zeit unser Gespür für ein Paar.«

Neugier: »Ich habe gerade gehört, dass es geklingelt hat. Danke für eure Zeit und die interessanten Erklärungen.«

Und immer, wenn du denkst …

Johanna ist auf dem Weg in die Küche, als sie hört, das Mark nach Hause kommt. Überrascht dreht sie sich um und einen Augenblick später steht Mark auch schon vor ihr.

»Hey, Schatz, ich habe mir gedacht, ich überrasche dich und die Kinder. Außerdem«, er hebt seine rechte Hand ein wenig hoch, sodass die Tüte, die er hält, etwas raschelt, »dachte ich mir, ich koche heute ein Mittagessen für uns.«

Johanna hält eine Hand an ihren Hals, lächelt schnell und geht nach oben. Mark steht verwirrt im Eingang.

»Äh, Johanna?« Diese winkt im Weggehen nur ab und verschwindet.

Oben an der Treppe erscheint Tom, der Marks Stimme gehört hat.

»Papa! Was machst du denn hier?«

Mark freut sich, dass Tom ihn bemerkt hat.

»Ja, toll, oder? Papa ist heute viel früher zu Hause, das ist großartig, oder?«

»Ich spiel weiter mit Anika.« Tom dreht sich um und verschwindet in Anikas Zimmer.

Mark lässt den Kopf hängen, seufzt und denkt: ›Das hatte ich mir anders vorgestellt. Freut sich keiner, dass ich da bin?‹

Er zieht Jacke und Schuhe aus, bringt die Lebensmittel in die Küche und geht Johanna suchen, die er im Schlafzimmer findet. Sie liegt von ihm abgewandt auf dem Bett und sieht aus dem Fenster.

»Hey, Johanna, was ist los? Kaum bin ich zu Hause, verschwindest du hierher? Was stimmt denn nicht?«

Johanna richtet sich auf und wendet sich ihm zu, mit Tränen in den Augen.

»Mich hat diese Formulierung voll getroffen … Mich und die Kinder überraschen. Verstehe mich nicht falsch, ich will dir deine Überraschung gar nicht vermiesen, ich möchte mich freuen, aber es geht gerade nicht.«

»Also habe ich mal wieder etwas falsch gemacht. Kann echt nicht wahr sein.« Markt seufzt und verdreht die Augen.

»Nein, du hast nichts falsch gemacht. Du hast mir nur gezeigt, wie du das alles hier siehst. Für dich sind wir nicht ein Ganzes, da scheint es kein uns zu geben, sondern da gibt es nur mich mit den Kindern und dich. Ich scheine für dich nur noch die Person zu sein, die sich um die Kinder kümmert. Und das tut mir weh, denn für mich sind wir etwas Ganzes. Da gibt es kein dich und die Kinder. Aber bitte schön, wenn du es nicht verstehen willst, sei einfach gekränkt oder genervt.« Sie legt sich wieder hin und schaut aus dem Fenster.

»Super Johanna. Da will ich etwas Gutes machen und es vergehen keine fünf Minuten und da ist alles schon wieder ganz schrecklich. Großartig! Überhaupt, wenn wir schon dabei sind, könntest du auch mal dafür sorgen, dass sich die Kinder freuen, wenn sie mich sehen?«

Johanna dreht sich ruckartig um und sieht ihm in die Augen.

»Das ist ganz einfach, Mark. Verhalt dich einfach nicht wie ein spießiges Arschloch und schon läuft es mit den Kindern.«

Mark bekommt rote Wangen und beginnt aufgeregt vor dem Bett auf- und abzugehen.

»Also ... Bitte ... Wie redest du mit mir?«

Johanna ahmt seinen aufgebrachten Tonfall nach.

»Also ... Bitte, kannst du mich einfach in Ruhe lassen? Geh doch zu den Kindern und erklär ihnen, wie sie sich zu freuen haben, wenn sie dich sehen! Vor allem, wenn dieser besondere Tag gekommen ist, an dem der beschäftigte Herr Vater einmal im Jahrhundert früher nach Hause kommt. Soll ich Anika vielleicht erst ein feines Kleid anziehen und Tom einen Seitenscheitel kämmen, bevor wir zu dir in den Salon kommen? Dann bring ich den Kindern am besten auch noch bei, dass sie vor dir einen Knicks machen und dir natürlich in die Augen sehen, wenn du mit ihnen sprichst.«

Johanna bekommt einen verbitterten Gesichtsausdruck und schüttelt den Kopf. Sie steht auf und geht zu Mark.

»Fang du erst mal an, dich vernünftig zu verhalten, bevor du irgendwelche Forderungen stellst. Freu du dich doch die Kinder zu sehen und geh zu ihnen hin, anstatt dazustehen und zu erwarten, dass sie zu dir kommen.«

Paartherapie: Das, was war, ist oft das, was ist

Chrisch: »Hm, das ist eine denkwürdige Sequenz. Wie fühlt sich das Ganze jetzt an Johanna, nachdem ein wenig Zeit vergangen ist?«

»Nicht viel anders als in dem Moment. Irgendwie richtig, es tat gut, es auszusprechen und gleichzeitig macht es mich traurig. Und es tut mir auch leid für Mark. Ich weiß schon, dass er eigentlich etwas Gutes wollte. Aber ich bin nicht nur die Person, die für seine Kinder zuständig ist. Und Marks Ideen aus dem letzten Jahrhundert, was die Kinder angeht, machen mich fassungslos. Wenn er will, dass sich die Kinder freuen, muss er Zeit mit ihnen verbringen, anstatt von mir zu verlangen, dass ich ihnen das irgendwie beibringe.«

Bella: »Mark, wie ist es für dich, wenn wir jetzt darüber sprechen. Wie fühlt es sich an, was denkst du darüber?«

»Mir ist das alles zu hoch. Ich habe auch keine Lust mehr. Keine Lust mehr, etwas zu sagen, zu denken oder zu fühlen. Egal, was es ist, immer wird es sofort auf die Goldwaage gelegt und es ist klar, dass ich etwas falsch mache oder Johanna dann traurig ist. Das ist nicht das, was ich möchte. Aber ich habe anscheinend keine andere Möglichkeit, als alles verkehrt zu machen. Von daher«, er zuckt mit den Schultern und sieht allen kurz in die Augen, »können wir es doch auch alles sein lassen.«

Alle schweigen einen Moment.

Johanna: »Dieses Schwarz-weiß-Gerede von dir stört mich kolossal. Wir können über nichts diskutieren. Entweder forderst du nur irgendwelche widersinnigen Dinge oder du verweigerst dich und gibst mir die Schuld. Hast du mal über deinen Blödsinn nachgedacht, was die Kinder angeht?«

»Blödsinn? Ich habe nur klare Vorstellungen davon, wie unsere Kinder zu sein haben, mehr nicht. Du könntest ihnen ruhig mehr Respekt …«

Bella: »Hm, Mark, wie war es eigentlich bei dir zu Hause?«

Mark stutzt und sieht Bella überrascht an.

»Wie jetzt, bei mir zu Hause? Ich denke normal?«

»Was bedeutet für dich normal? Wir alle haben sicher eine unterschiedliche Auffassung davon.«

»Na ja, bei uns zu Hause war es ganz klassisch. Mein Vater ist arbeiten gegangen und Mutter hat sich um uns Kinder gekümmert.«

Johanna: »Du hast vergessen, sie Frau Mutter zu nennen!«

Chrisch muss spontan lachen.

»Entschuldigung, aber Johanna ist heute ziemlich spitzfindig.«

Bella: »Mark, Johanna spielt heute schon die ganze Zeit auf eine gewisse Förmlichkeit an. War es bei euch zu Hause förmlich oder auch streng?«

»Das weiß ich nicht, denn ich kann das ja nicht wirklich vergleichen. Aber ich würde schon sagen, dass es gewisse Regeln und eine gewisse Förmlichkeit gab.«

»Hm, du hattest doch bestimmt Freunde, als du aufgewachsen bist. Wie war es denn bei denen zu Hause?«

Mark denkt einen Moment nach.

»Bei meinen Freunden war es schon irgendwie lockerer, nicht so steif. Aus heutiger Sicht würde ich sagen, dass es bei den anderen entspannter und auch … Vielleicht herzlicher war?«

Johanna: »Ihr müsstet Mark mal mit seiner eigenen Mutter und der seines besten Freundes erleben. Ihr würdet denken, dass die Mutter seines besten Freundes eher seine Mutter ist.«

Mark wirkt plötzlich traurig.

Bella: »Stimmt das Mark?«

»Also, da ist schon was dran. Ich habe darüber noch nie nachgedacht.«

»Ich könnte mir vorstellen, dass deine Erwartungen an eure Kinder und auch deine Erwartungen an Johanna etwas mit dem zu tun haben, wie du selbst aufgewachsen bist. Das, was du dir wünschst, das, was du erwartest, hat etwas mit dem zu tun, wie es bei dir zu Hause war?«

»Wenn du es so formulierst, klingt es wie eine Art Beschreibung oder Erklärung. So meinst du es doch, oder?«

»Ja, ich meine es neutral. Es ist eine Beschreibung, keine Bewertung.«

»Dann kann ich das bejahen. Bei Johanna klingt das immer wie ein Angriff. Als würde sie sich nur darüber lustig machen. Also ja, meine Erwartungen an Johanna und die Kinder haben etwas mit dem zu tun, wie es bei mir zu Hause war. Aber das war mir bis eben gar nicht klar.«

Chrisch: »Mir fällt auf, dass es bei dir tatsächlich ein wenig getrennt klingt, wenn es um deine Familie mit Johanna geht. War das bei euch zu Hause auch so? Es gab dich mit deiner Mutter und dein Vater war mehr wie ein anderes Element, jemand, der eher distanziert, ein Stück entfernt von eurem Alltag war?«

»Hm … Es geht ganz schön zur Sache heute … In meinen Erinnerungen kommen meine Mutter und ich vor und mein Vater eher wie jemand, der ein Stück draußen ist. Meine Mutter war für mich da und mein Vater hat dafür gesorgt, dass ich vernünftig bin und mich korrekt verhalte.«

Bella: »Wie hat dein Vater dafür gesorgt, dass du vernünftig und korrekt bist?«

»Ich war schon schwierig. Ich hatte oft keine Lust, mich an die Regeln zu halten. Also hat mein Vater mir oft erklärt, was er erwartet. Und wenn ich mich daran gehalten habe, war er zufrieden und wenn nicht, wurde ich eben bestraft.«

Chrisch zieht eine Augenbraue hoch.

»Bestraft? Wie denn?«

»Die normalen Sachen eben. Computer- oder Fernsehverbot. Manchmal durfte ich eine Zeit lang nicht zu meinen Kumpels oder zum Fußball. Und einmal sind meine Eltern ohne mich in den Urlaub gefahren, weil mein Zeugnis so schlecht war.«

Bella: »Ich möchte deine Eltern nicht angreifen, Mark, aber das klingt für mich nicht sehr liebevoll. Ich finde das, was du beschreibst, auch nicht normal. Ich weiß, dass die meisten Menschen mit deinen Erfahrungen es so formulieren. Aber …«

»Na ja, war ja meine eigene Schuld.«

Johanna sieht zu Mark.

»Ach Schwachsinn, Schatz, das haben deine Eltern richtig mies gemacht. Es tut mir total leid, dass sie dich so behandelt haben. Allein so etwas wie mit dem Urlaub, schrecklich.«

»Was ist daran denn so schrecklich? Ich war doch auch schlecht in der Schule.«

»Ja, aber sie hätten dir mit der Schule helfen müssen und an Familienurlaube erinnert man sich sein ganzes Leben, das hätten sie dir nicht wegnehmen dürfen. Was hat denn das eine mit dem anderen zu tun? Und könntest du dir vorstellen, dass wir eines unserer Kinder nicht mit in den Urlaub nehmen als Strafe?«

Bella: »Johanna? Auf einmal so kämpferisch und solidarisch mit Mark?«

»Ja, mich berührt das sehr. Ich kann das nicht gut haben, mir vorzustellen, wie Mark behandelt wurde. Das hatte er bestimmt nicht verdient und außerdem ist Mark immer noch mein Mann. Und den behandelt man nicht so!«

Chrisch: »Außer du tust es, oder?«

Alle lachen.

Bella: »Wie ist das für dich, Mark, wenn sich Johanna auf deine Seite stellt und sagt, dass sie es nicht gut findet, wie deine Eltern dich behandelt haben?

»Irgendwie zwiegespalten. Als sie eben für mich Partei ergriffen hat, hat sich das gut angefühlt. Das hat mich gestärkt und ich habe mich ein wenig freier gefühlt. Und gleichzeitig möchte ich meine Eltern verteidigen, Argumente vorbringen, die rechtfertigen, wie sie mich behandelt haben.«

»Das ist ganz normal Mark. Ist sonst noch etwas aufgetaucht? Was empfindest du noch?«

»Wenn ich mir innerlich vorstelle, wie Johanna mit den Kindern umgeht, merke ich, dass mir in Bezug auf meine Eltern schon etwas fehlt.«

Chrisch: »Was denn?«

»Es war bei uns nicht sehr herzlich. Und das stimmt, das fehlt mir, wenn ich an meine Eltern denke. Herzlichkeit …«

Bella: »Oder auch Freundlichkeit, Liebe, Zärtlichkeit, Verständnis, Wohlwollen …«

»Ja, so in der Art … Es macht mich traurig, wenn du diese Dinge sagst, Bella.«

»Ich könnte mir vorstellen, dass dir erst jetzt bewusst wird, dass dir diese Dinge gefehlt haben? Das kann schon traurig sein.«

Chrisch: »Mark, jetzt ist wichtig, dass du eine Verbindung siehst zwischen dem, wie es bei dir zu Hause war und dem, was du heute von deinen Kindern und Johanna erwartest. Mach dir bewusst, wie es sich für dich anfühlt. Dann frage dich, ob du möchtest, dass sich deine Kinder oder deine Frau auch so fühlen.«

Mark bekommt einen kämpferischen Gesichtsausdruck.

»Da muss ich nicht lange nachdenken. Das möchte ich nicht. Die drei sollen sich auf keinen Fall so fühlen. Und niemals würde ich ohne eines unserer Kinder in den Urlaub fahren!«

»Okay, dann wird es ab jetzt bedeutsam sein, dass dir das im Alltag auch bewusst wird. Es ist wichtig, dass dir auffällt, was du gerade von deinen Liebsten verlangst. Das ist zu Beginn oft anstrengend, wird dann mit der Zeit aber immer leichter.«

Johanna: »Ich wusste das nicht. Wenn wir jetzt darüber sprechen, finde ich es immer noch nicht in Ordnung, aber ich kann verstehen, wo es herkommt und das verändert irgendwie mein Gefühl für Mark.«

Chrisch: »Unsere Perspektive verändert sich automatisch, wenn wir neue Informationen bekommen und neue Zusammenhänge erkennen.«

Info: Lebensgeschichte

In unseren Liebesbeziehungen spielt unsere Lebensgeschichte eine wichtige Rolle, auch wenn uns das oft nicht bewusst ist. Die Art und Weise, wie wir aufwachsen, wirkt sich immer auf die Art und Weise aus, wie wir lieben. Und damit auch auf unsere Erwartungen, Vorstellungen und Handlungsweisen. Gerade Paare mit häufigen Konflikten haben Themen im Bereich der Lebensgesichte, ohne es zu wissen oder es zu erkennen. In unseren eigenen Familien können wir bestimmte Dinge bekommen (emotional und materiell) und manche eben nicht. Das wiederum fördert bei uns ein gewisses Verständnis von uns selbst und es fördert unsere Erwartungen, Bilder und Bedürfnisse in unseren Liebesbeziehungen. Wenn wir diese Zusammenhänge nicht hinterfragen (können), erscheint uns vieles selbstverständlich. Das, was wir brauchen und uns wünschen, ist dann normal, fast eine Art Schuldigkeit, für die unsere Partnerin, unser Partner zuständig ist. Und natürlich hat die Person, mit der wir zusammen sind, wiederum auch eine eigene Lebensgeschichte und damit bestimmte Erwartungen und Bedürfnisse uns gegenüber. Viele Paare streiten miteinander, weil diese Erwartungen und Bedürfnisse nicht erfüllt werden. Eigentlich haben sie aber Themen mit ihrer eigenen Lebensgeschichte, ihrer Vergangenheit, die sie nun auf die Gegenwart, die aktuelle Situation und Beziehung übertragen.

Bella: »Mark, eine Sache finde ich noch wichtig, weil ich denke, dass Johanna in dem Punkt nicht ganz unrecht hat. Ich kann nachvollziehen, warum sie das so berührt.«
Mark, der eine Zeit lang aus dem Fenster geschaut hat, sieht nun zu Bella und beginnt sie zu fixieren.
»Hm, was denn?«
»Johanna hatte es dir schon in der Situation gesagt und heute auch noch mal erwähnt. Ihr Gefühl, dass sie für dich nur noch die Person ist, die für deine Kinder zuständig ist. Was denkst du darüber?«
»Wenn ich ehrlich bin, erschreckt es mich. Wenn wir streiten, nehme ich es nicht ernst, weil ich selbst aufgebracht oder wütend bin. Aber heute, hier und jetzt mit dem, was wir schon besprochen haben, kann es ja nur bedeuten, dass ich das mache, weil es bei mir zu Hause auch so war. Und das ist verrückt. Würdet ihr mich fragen, ob ich Johanna liebe und ob sie

alles für mich bedeutet, würde ich sofort ja sagen. Und gleichzeitig behandle ich sie so, als wäre sie nur eine Art Faktor, der die Kinder versorgt. Wirklich schrecklich.«

Mark seufzt und sieht dann zu Johanna.

»Es tut mir leid. Es ist wirklich nicht in Ordnung, dass ich dich so behandelt habe. Mir war das nicht bewusst.«

»Und mir tut leid, dass ich dich immer so aufgezogen habe. Mir war nicht klar, woher das bei dir kommt. Aber mir ist auch wichtig, dass du daran arbeitest. Wir haben zwei tolle Kinder und ich möchte, dass du aufhörst, so zu tun, als müssten wir sie irgendwie verbessern oder zu komischen Dingen erziehen.«

Bella: »Ok, ihr zwei, ich denke, dass das ein gelungener Abschluss für heute ist.«

Übung: Lebensgeschichte

Vieles in Beziehungen geschieht unbewusst. Oft ist uns nicht klar, warum wir bestimmte Dinge erwarten und welche Bedürfnisse wir haben. Einiges davon hat mit unserer Lebensgeschichte zu tun. Und einiges mit der der Art und Weise, wie uns unsere Eltern behandelt haben, als wir aufgewachsen sind. Auch waren oder sind unsere Eltern das erste Liebespaar, das uns vorgelebt und gezeigt hat, wie sie eine Liebesbeziehung führen. All das nimmt Einfluss auf unseren eigenen Beziehungsstil, unsere Themen und Bedürfnisse in einer Beziehung. Das ist erst einmal wichtig zu verstehen und zu begreifen. Es kann sinnvoll sein, sich mit diesen Zusammenhängen zu beschäftigen und zu erkennen, wie uns unsere Vergangenheit geprägt hat und weiterhin prägt. Wenn du deine eigene Geschichte erforschen möchtest, ist es wichtig, neutral vorzugehen. Es ist nicht so bedeutsam, wie du bestimmte Situationen bewertest, sondern viel eher Zusammenhänge herstellen zu können aus dem, was war und dem, was ist. Frag dich selbst: Was kannst du heute (wieder)erkennen von dem, was war? Inwieweit beeinflusst dich deine Vergangenheit heute in dem, was du denkst, fühlst und erlebst? Wenn du dich darauf einlassen kannst, werden viele Überraschungen auf dich warten.

Interview

Neugier: »Für mich hat die Sitzung heute eine unerwartete Wendung genommen. Mir war nicht klar, um welches Thema es gehen würde.«

Bella: »Uns war das zu Beginn auch nicht klar. Wir wussten nicht, was die beiden als Thema oder Konflikt mitbringen würden.«

Neugier: »Also, ich war die ganze Zeit zwiegespalten.«

Chrisch: »Warum, was war los?«

Neugier: »Einerseits war ich überrascht über die Zusammenhänge, die ihr mit der eigenen Lebensgeschichte hergestellt habt. Wie sehr unsere Vergangenheit unsere Beziehungen beeinflusst …«

Chrisch: »Und andererseits?«

Neugier: »Andererseits habe ich auch an mich selbst, meine Lebensgeschichte und meine Beziehungen gedacht. Ich weiß nicht, wie ich es sagen soll, dabei habe ich so eine Unlust gespürt. Da war sehr schnell ein Gefühl wie Langeweile oder dass ich darauf keine Lust habe. In meinem Denken darüber war Interesse und Neugier, mein Gefühl dazu das komplette Gegenteil.«

Bella: »Das ist ganz normal.«

Neugier: »Wie meinst du das?«

Bella: »Uns allen geht es häufig bei diesem Thema so. Vielleicht kann ich mit einem Bild weiterhelfen. Stell dir unsere Lebensgeschichte wie eine große Fläche vor, vielleicht so groß wie mehrere Fußballfelder. Und auf diesem riesigen Feld sind Millionen Dinge verstreut, sodass es keine kleine freie Fläche mehr gibt. Und jetzt stell dir vor, dass du dir vornimmst, dieses riesige Feld aufzuräumen, Ordnung zu schaffen. Da fühlt doch jeder sofort eine gewisse Schwere, Anstrengung und Überforderung.«

Chrisch: »Einerseits erkennen wir vielleicht, dass es sich lohnt, alles in Ordnung zu bringen. Wir können uns vielleicht sogar vorstellen, wie alles aussieht, wenn es aufgeräumt ist. Und andererseits spüren wir die Energie, die es kostet, das zu tun und wir sind überfordert, weil wir nicht wissen, wo wir anfangen sollen. Wir alle haben genug Lebenserfahrung und wissen, was das für ein Kraftakt ist.«

Neugier: »Vielen Dank für diese einprägsame Erklärung. Als ihr heute mit den beiden gearbeitet habt, wirkte es aber gar nicht schwer. Es war eher so, als hättet ihr ganz mühelos ein wichtiges Puzzlestück aufgehoben und in das Rätsel eingefügt.«

Chrisch: »Das ist der Trick bei dem Thema. Du bringst erst mal ein kleines Stück in Ordnung, du suchst dir eine bestimmte Ecke aus und konzentrierst dich nur auf diese. Und am besten vergessen wir dabei den riesigen Rest. Und was auch ganz wichtig ist, dass es gemeinsam leichter geht. Das haben wir heute getan. Uns eine Ecke auf dem riesigen Feld ausgesucht und beide darin unterstützt, sich einen ersten Überblick zu verschaffen.«

Neugier: »Chrisch, du sagtest vorhin, dass sich unsere Perspektive oder auch unsere Gefühle automatisch verändern, wenn wir neue Informationen bekommen, neue Zusammenhänge erkennen. Ich finde das erwähnenswert, weil mir das so auch noch nicht bewusst war. Kannst du dazu noch etwas sagen?«

Chrisch: »Sehr gern. Es macht einen Unterschied, ob du mit mir einfach umgehst und mein Verhalten bewertest oder weißt, was meine Motive sind. Wenn du es nicht weißt, kannst du zum Beispiel sagen, dass mein Verhalten schwach, negativ oder auch unfreundlich ist. Wenn du es weißt, hast du ein Verständnis von mir, entwickelst vielleicht sogar Mitgefühl. Dann wird mein Verhalten das Gleiche sein, aber du wirst es anders interpretieren. Nehmen wir zum Beispiel Johanna heute. Bis zu unserer Sitzung wird sie Marks Verhalten sehr persönlich genommen haben. Sein Verhalten war in ihren Augen ein Ausdruck seiner schwachen Verbundenheit zu ihr und den Kindern. Seit heute kann sie sein Verhalten anders interpretieren und viel eher als etwas verstehen, das durch seine Lebensgeschichte, seine Herkunft geprägt ist. Das wiederum schafft eine Art

Freiraum im Denken und Fühlen. Und er hat es ja dann auch selbst gesagt, wie sehr er sie schätzt, was sie ihm bedeutet.«

Neugier: »Tja, ich muss sagen, dass ich heute eine Menge gelernt habe. Aber ich muss über all das auch noch nachdenken.«

Bella: »Nachdenken ist immer gut. Es gibt bei uns so eine Redewendung, die besagt, dass wir zu viel nachdenken. Ich würde das an dieser Stelle so formulieren, dass wir nie zu viel nachdenken können. Wir können höchstens über die falschen Dinge zu viel nachdenken.«

Chrisch: »Beziehungen erfordern sehr viel Arbeit, sehr viel Nachdenken, vor allem über uns selbst.«

Der Berg

Es ist spät geworden an diesem Abend. Die Kinder sind schon eine Weile im Bett und Johanna wartet bei einem Glas Wein in der Küche auf Marks Rückkehr nach einem langen Arbeitstag. Sie guckt in ihr Glas und träumt ein wenig vor sich hin.

»Hey, Schatz. Tut mir leid, dass es so spät geworden ist.« Mark lehnt im Türrahmen und lächelt sie mit einem müden Gesicht an.

Johanna schaut auf und lächelt zurück.

»Hey, … Du siehst müde aus. Auch ein Glas?« Sie steht auf und holt aus einem der Schränke ein zweites Glas. Als sie einschenkt, setzt sich Mark neben sie.

»Du wirst es nicht glauben, aber darauf freue ich mich schon den ganzen Tag. Genauer gesagt habe ich gehofft, dass mein Tag so zu Ende geht.«

Johanna lächelt.

»Wie denn? Mit deiner Frau Alkohol trinkend in der Küche?«

Mark lacht.

»Also, wenn du es so sagst, ja … Genau. Das mit dem Wein ist eine nette Zugabe, aber ich wollte am Ende des Tages einfach gern noch einen Moment hier mit dir sitzen.«

»Okay, na dann.« Sie hebt das Glas und sieht ihm dabei in die Augen.

»Trinken wir darauf, dass wir den Tag geschafft haben und uns freuen, hier miteinander zu sitzen.«

Mark hebt auch sein Glas und sieht Johanna in die Augen.

»Ja, ich trinke auf uns und dass wir hier friedlich miteinander den Tag ausklingen lassen können.«

Beide nehmen einen Schluck und schweigen für einen Moment.

Nach einiger seufzt Mark und reibt sich die Augen. Johanna sieht ihn interessiert an.

»Hey, was ist los?«

Mark holt tief Luft, atmet aus und lässt dann noch einen Moment die Augen geschlossen. Als er sie öffnet, beginnt er zu sprechen.

»Im Moment bin ich ziemlich erschöpft. Durch unsere Sitzungen kommt bei mir viel in Bewegung. Gefühlt denke ich innerlich in jeder freien Minute über unsere letzte Sitzung nach. Und mir fällt immer mehr auf, wie viel aus meiner Vergangenheit meine Gegenwart prägt. Das ist wirklich viel. Und dann möchte ich mehr für euch, aber auch für dich da sein. Dich mehr unterstützen, aber auch mehr Zeit mit uns und den Kindern verbringen. Und dann noch dieses Projekt bei der Arbeit … Ich bräuchte viel mehr Zeit und Energie, um all dem gerecht zu werden.«

Johanna unterbricht ihn.

»Das hat sich gerade sehr schön angefühlt, als du das über uns und die Kinder gesagt hast. Und ich finde es toll, dass du viel nachdenkst. Aber es tut mir auch leid, dass dich das alles so erschöpft.«

Mark stützt seinen Kopf in eine Hand und legt die andere offen vor Johanna. Diese nimmt Marks Hand und lächelt. Mark lächelt auch und zieht kurz das Kinn in ihre Richtung nach oben.

»Wie ist es denn bei dir?«

Johanna seufzt.

»Im Grunde genommen geht es mir ganz ähnlich. Ich denke viel nach und stelle fest, dass ich sehr häufig enttäuscht bin, dass es nicht so ist, wie ich mir das vorgestellt habe. Ich fürchte, dass ich diese Enttäuschung oft an dir ausgelassen habe. In letzter Zeit wünsche ich mir, dass ich noch einmal ganz von vorn beginnen könnte, um vieles anders und besser zu machen zu.«

Nach einem Moment der Stille ergreift Mark wieder das Wort.

»Johanna? Schatz? Dass du enttäuscht bist, tut mir leid. Aber es hat sich gerade gut angefühlt, als du das von dir erzählt hast. Ich weiß nicht, wie ich es richtig sagen kann, aber für einen Moment war eine große Last weg und ich hatte sofort Lust, dir zu helfen, dich zu unterstützen, damit du glücklicher sein kannst.

Johanna lächelt.

»Was meinst du, schnappen wir uns eine Decke, die Gläser und kuscheln uns draußen auf die Bank und gucken noch ein wenig den Abendhimmel an?«

»Ja, sehr gern.«

Paartherapie: Über Berge und ihre Bewältigung

Chrisch öffnet Johanna und Mark die Tür mit einem Lächeln.

»Oh, sehr schön, das freut mich für euch. Es ist wohl etwas Gutes geschehen? Guckt nicht so überrascht. Es ist offensichtlich, dass ihr einen guten Schritt weiter seid.«

Beide gucken immer noch ein wenig verwirrt, treten aber auch lächelnd ein.

Als alle sitzen, ergreift Chrisch wieder das Wort und wendet sich an Bella.

»Du siehst es auch, oder?«

»Selbstverständlich«, Bella wendet sich an Johanna und Mark, »ihr hattet wohl einen guten Moment miteinander, in dem etwas mit euch passiert ist?«

Johanna: »Also, bevor wir erzählen, was passiert ist, müsst ihr uns verraten, woher ihr das wisst.«

»Wir können es euch ansehen. Als ich kurz vor der Sitzung aus dem Fenster geschaut habe, konnte ich sehen, dass ihr recht gemütlich Händchen haltend über die Straße gegangen seid. Und eure Ausstrahlung und Gesichtsausdrücke sind heute ein wenig heller und freundlicher als sonst.«

Chrisch: »Also, dann lasst mal hören, was passiert ist.«

Johanna und Mark erzählen von ihrem Abend, an dem sie seit langer Zeit wieder normal über sich sprechen konnten.

Bella: »Ich freue mich sehr für euch, da hat die letzte Sitzung ja richtig etwas in Bewegung gebracht.«

Mark: »Aber wir sind jetzt noch nicht fertig hier, oder?«

»Nein, ich denke nicht. Stellt euch das Ganze wie eine Klettertour auf einem sehr hohen Berg vor. Ihr habt jetzt eine schwierige erste Passage gemeistert. Aber das bedeutet nicht, dass ihr schon auf dem Gipfel seid.«

Chrisch: »Was haltet ihr davon, wenn wir euer Gespräch gemeinsam einordnen, denn ich finde, dass da mehrere wichtige Aspekte vorhanden sind. Die würden wir gern zusammen mit euch erarbeiten und betrachten.«

Chrisch steht auf, schiebt seinen Sessel ein wenig zur Seite und stellt sich an das Whiteboard. Er öffnet seinen Stift und schaut rüber zu Mark.

Bella: »Mark, erinnere ich mich richtig, dass du zu Beginn eures Gesprächs zu Johanna sagtest, dass du erschöpft bist?«

»Genau. Das war mein Gefühl an dem Abend. Nämlich, dass ich erschöpft und leer bin.«

Chrisch beginnt die Begriffe untereinander zu schreiben, lässt am oberen Rand ein gutes Stück Platz für eine noch zu benennende Überschrift. Es kommen schnell weitere hinzu: müde, gehetzt, unzufrieden, selbstkritisch.

Bella: »So weit erst mal Mark, vielen Dank. Was würdet ihr dem Ganzen für eine Überschrift geben? Welcher Begriff würde es eurer Meinung nach gut zusammenfassen?«

Johanna: »Ich weiß nicht so recht, aber spontan habe ich an ›Überforderung‹ gedacht.«

Chrisch nickt, zeigt wortlos mit dem Daumen nach oben und schreibt den Begriff als Überschrift auf das Whiteboard.

Bella: »Genau, das ist der passende Begriff. Du bist überfordert, Mark. Und bitte, nimm das Ganze nicht als Kritik oder Bewertung auf, es ist nur eine Beschreibung eines Zustandes. Uns fällt es leichter, über bestimmte Themen zu sprechen, wenn wir einen guten Begriff dafür haben. Was würdest du sagen, passt der Begriff?«

»Ja, ziemlich gut sogar. Im ersten Moment habe ich es bewertet, aber es erst mal wie einen neutralen Oberbegriff zu verstehen, macht es leichter und einfacher.«

Er lächelt.

»Also Leute, es ist offiziell, ich bin überfordert.«

Bella: »Johanna, du guckst so ernst. Was ist los?«

Johanna bekommt Tränen in den Augen.

»Ach, da ist so vieles. Als Erstes mache ich mir Sorgen. Mark ist ein starker Mensch, und wenn er sagt, dass er derart überfordert ist, berührt mich das. Ich finde das ernst und wichtig und auch ein wenig beängstigend. Aber ich bin auch froh, dass wir es so benennen können. Es fühlt sich das erste Mal so an, als würden wir anfangen, über die richtigen, die echten Dinge zu sprechen. Und bin ich stolz auf Mark, weil ich denke, dass es nicht einfach ist, dass zuzugeben und auszusprechen.«

Chrisch: »Okay, dann würde ich mich mal trauen und eine Idee aussprechen. Mark, kann es sein, dass deine ganzen Forderungen gegenüber Johanna darauf beruhen, dass du selbst überfordert bist? Ist es vielleicht so, dass du deiner Überforderung gegenüber hilflos bist und du in deiner Not versuchst, einen Teil deiner Überforderung an Johanna abzugeben?«

Mark: »Das würde ja bedeuten, dass meine Vorwürfe eigentlich gar keine Vorwürfe, sondern viel eher eine Art schlecht formulierter Hilferuf sind?«

Info: Überforderung

In einem gewissen Maß ist es normal, dass wir überfordert sind. Wir bestreiten unseren Lebensalltag, kümmern uns um unseren Lebensunterhalt und pflegen vielfältige soziale Beziehungen. Vielleicht sind wir sogar Eltern oder tragen gesellschaftliche Verantwortung. Weil wir leben, sind wir überfordert. Wir alle haben unterschiedliche Strategien, mit Überforderung umzugehen. In vielen Situationen funktionieren diese auch. Schwierig wird es, wenn wir an unterschiedlichen Stellen unseres Lebens länger oder dauerhaft überfordert sind. Oft spüren wir Versagensangst, Hilflosigkeit und/oder Ohnmacht. Wenn wir uns dann noch unter Druck setzen, Erwartungen gerecht werden möchten oder einen hohen Eigenanspruch haben, kann der Stress immer größer werden. Wenn wir gestresst sind, fällt es uns schwerer zu lieben, freundlich und verständnisvoll zu sein. Wir brauchen Zeit und Raum, um lieben zu können. Und wenn für uns diese Faktoren nicht vorhanden sind, kann es auch für andere schwer sein, uns gern zu haben.

Chrisch: »Das hätte ich nicht besser formulieren können. Vielleicht könnt ihr euch das für den Moment klar machen. Wenn wir überfordert sind, sind wir gestresst. Und wenn wir gestresst sind, kann es uns sehr schwerfallen, liebevoll zu sein. Und es kann auch für andere schwierig sein, uns zu lieben, liebevoll mit uns zu sein, wenn wir gestresst sind.«
Bella: »Johanna, wie ist das für dich, wenn du dir das klar machst? Wie wäre es, wenn Marks Verhalten, seine Forderungen nicht als Bewertungen deiner Person gemeint sind, sondern Ausdruck seiner Überforderung und seines empfundenen Stresses?«
Johanna sieht nachdenklich zu Bella und schweigt einen Moment.
»Ja, was soll ich sagen. Mich verblüfft das. Es fühlt sich richtig an, wenn ihr das so erklärt und beschreibt. Bei mir löst es ganz viel aus. Irgendwie bin ich erleichtert und fühle mich nicht mehr so persönlich gemeint und angegriffen. Dann bin ich besorgt und möchte Mark gern helfen, irgendwie etwas tun, dass es ihm besser geht«, sie beginnt zu kichern, »und gleichzeitig bin ich auch sauer, weil ich irgendwie erwarte, dass Mark das selbst erkennt und etwas dagegen unternimmt.«
Chrisch: »Johanna, denk doch mal an dich selbst, wie es ist, richtig fies überfordert und gestresst zu sein. Du kennst das aktuell selbst aus deinem Alltag. Ich denke nicht, dass du dich da mal eben hinsetzt und so eine Analyse machst und dann auch noch alles aus dir heraus selbst löst. Aber ich vermute auch eher, dass du sauer bist, weil du dir wünschst, dass Mark mehr Verantwortung für diese Überforderung übernimmt und dich vielleicht sogar mehr ins Boot holt?«
»Ja, das stimmt. Ich bin gar nicht sauer, weil es so ist, sondern weil ich mich ausgeschlossen fühle«, sie sieht zu Mark, »ich bin doch deine Frau, ich will an deiner Seite stehen, egal, wie und was es ist!«
Bella: »Mark, was löst das für Gefühle in dir aus, wenn du das hörst?«

Mark holt tief Luft und atmet hörbar aus.

»Irgendwie liegt ein riesiger Stein auf meiner Brust. Und eben war dieser Stein seit langer Zeit nicht da. Das fühlt sich gut an. Andererseits bin ich niedergeschlagen, ich weiß nicht weiter. Es ist alles richtig, was ihr sagt. Aber ich habe überhaupt keine Ahnung, wie ich das anders machen kann. Denn ich möchte es anders machen. Ich möchte, dass wir alle glücklich sind. Ich möchte liebenswert und ein liebevoller Papa sein und nicht so ein gestresster Typ, der seine eigene Vergangenheit an den Kindern auslässt« und an Johanna gewandt, »und ich will auch an deiner Seite sein, ich will, dass du stolz auf mich und gern mit mir zusammen bist.«

Übung: Überforderung

Wenn wir überfordert und gestresst sind, befinden wir uns in einer Art Tunnel, der es uns schwer macht, genau das zu erkennen. Vielleicht haben wir dazu noch Versagensgefühle, Ängste oder fühlen uns hilflos und ohnmächtig. Oft ist es schon sehr hilfreich, wenn wir erkennen, dass wir überfordert sind und uns das eingestehen. Das bringt nicht sofort eine Lösung, aber es hilft uns zu sehen, in welcher Situation wir sind. Frage dich selbst ab und zu, ob und wenn ja, wie überfordert du bist. Gerade in Liebesbeziehungen mit Kindern kann es zu Überforderungen kommen. Vielleicht sind wir unsicher, wütend oder traurig – all das sind Gefühle, mit denen wir häufig nicht gut zurechtkommen, mit denen wir nicht so leicht umgehen können. Ein wichtiger Schritt ist, uns dies selbst erst einmal klarzumachen. Ohne dass wir uns dafür bewerten oder es zum Anlass nehmen, uns noch mehr unter Druck zu setzen oder von uns verlangen, es einfach nicht zu sein. Es ist wichtig, es dem oder den Menschen mitzuteilen, die wir lieben. Vielen hilft es, eine Liste mit all den Dingen zu machen, um die wir uns kümmern, kümmern müssen und uns zu fragen, in welchen dieser Bereiche wir gerade gestresst und überfordert sind. Du kannst es auch mit einer kleinen Skala verknüpfen, die von 0 bis 5 oder von 0 bis 10 geht. Wobei 0 keine Überforderung und 10 maximale Überforderung bedeutet. Geh deine Kategorien durch und schät-

ze den Grad deiner Überforderung anhand der Skala ein. Je mehr du über deine Überforderung lernst, desto besser. Dabei geht es im ersten Moment nur darum, es festzustellen. Allein das kann schon sehr hilfreich und befreiend sein.

Chrisch: »Überforderung hat oft mit mehreren oder vielen Rollen zu tun. Nehmen wir dich Mark. Du arbeitest in einer Firma und bist gleichzeitig Vorgesetzter, aber auch normaler Angestellter und hast selbst Vorgesetzte. Da sind die Kunden, für die ihr tätig seid, aber es gibt bestimmt auch Dienstleister oder Zulieferer, die für euch tätig sind. Du siehst, allein bei der Arbeit hast du eine Fülle an Rollen. Dann bist du auch noch Papa, Ehemann, im besten Fall Freund und derjenige, der euren finanziellen Lebensunterhalt bestreitet. Und du bist ein Mensch, der in der Paartherapie gerade sehr viel über sich selbst lernt. Das ist eine ganz schöne Menge und deshalb nicht verwunderlich, dass du dich überfordert und gestresst fühlst.«

»Ja, wenn du es so sagst und aufzählst, ist das wirklich viel. Das war mir nicht bewusst.«

Bella: »Johanna, du hast an dem Abend auch etwas Wichtiges mitgeteilt.« Chrisch geht wieder zum Whiteboard und schreibt auf die andere Hälfte ›Enttäuschung‹.

»Ja, genau, ich habe Mark erzählt, dass ich oft enttäuscht bin und bemerkt habe, dass ich ihm das oft innerlich so zuschiebe.«

Bella: »Wenn es um Enttäuschung geht, ist das meistens nicht das einzige Gefühl. Was denkst du sind noch weitere Gefühle, die damit zu tun haben?«

Johanna denkt einen Moment nach und Chrisch schreibt weitere Begriffe wie wütend, leer, einsam, hilflos auf das Whiteboard.

Chrisch: »Ihr seht, dass ich wieder Platz für eine Überschrift gelassen habe. Was denkt ihr denn, was hier für ein Begriff stehen könnte? Das herauszufinden könnte etwas schwieriger sein.«

Nach einem Moment des Nachdenkens zucken Johanna und Mark lächelnd mit den Schultern.

»Keine Ahnung.«

Bella: »Hier geht es um einen Begriff, den wir alle kennen, aber nicht so häufig benutzen. Das Thema an dieser Stelle heißt ›Frustration‹.«

Chrisch schreibt den Begriff als Überschrift über die anderen Punkte und setzt sich wieder in seinen Sessel.

Johanna: »Das ist ja spannend. Auch wenn es um schwierige Gefühle geht, fühlt es sich gut an, dafür einen Begriff zu haben. Okay, Mark hat es vorhin gemacht, dann mache ich es auch so.« Sie holt tief Luft und lächelt dabei.

»Also Leute, hiermit ist es offiziell, ich bin frustriert.«

Marks Gesicht wird sehr ernst.

Bella: »Mark, was ist los? Du guckst so ernst.«

»Ich fühle mich jetzt total schuldig. Ich bin doch derjenige, der Johanna frustriert und für diese schrecklichen Gefühle sorgt.«

Chrisch: »Also, ich würde sagen, dass du genauso viel oder wenig verantwortlich für Johannas Frustrationen bist, wie Johanna verantwortlich für deine Überforderung ist. Nämlich erst einmal gar nicht. Genauso wie bei dir geben wir dem Ganzen einen Namen, wir stellen es erst einmal nur fest. Es geht nicht um Zuständigkeiten oder Lösungen.«

»Das hört sich gut und gleichzeitig falsch an. Ich denke die ganze Zeit, dass es um mein Verhalten geht, das dafür sorgt, dass Johanna so enttäuscht und frustriert ist.«

Bella: »Das ist doch aber auch das, was die ganze Zeit zwischen euch geschieht. Ihr habt bestimmte Gefühle, ihr erlebt bestimmte Situationen auf eine bestimmte Weise und macht euch gegenseitig dafür verantwortlich.«

Chrisch: »Johanna, meine Idee von Frustrationen ist, dass sie meistens aus Erwartungen entstehen, die sich nicht erfüllen oder enttäuscht werden. Kannst du dazu etwas aus deiner Sicht sagen?«

Johanna sieht einen Moment nachdenklich aus dem Fenster und dann rüber zu Chrisch.

»Also, ich begreife das gerade erst. Mir war das so nicht bewusst.«

»Was meinst du genau?«

»Bis eben war es so, wie es ist. Ich weiß, das klingt ein wenig unbeholfen. Ich meine damit, dass es einfach so war, dass ich etwas gefühlt oder getan habe, so wie es mir in den Kopf kam. Und wenn wir dem Ganzen jetzt einen Namen geben, frage ich mich nach den Zusammenhängen. Wie kommt es, dass ich frustriert bin? Bin ich wirklich frustriert und enttäuscht? Warum eigentlich … Und ich suche sofort nach dem Schuldigen«, mit einem Blick zu Mark »aber dieses Mal in mir.«

Chrisch: »Verstehe, das klingt ein wenig so, als würde das Thema gerade sehr viele unterschiedliche Gedanken und Gefühle auslösen. Eine kleine Erkenntnis-Welle, die dich durchrüttelt.«

»Genau, das trifft es ziemlich gut. Ich werde gerade innerlich durchgewirbelt und weiß für den Moment nicht so genau, wo oben und unten ist.«

»Gut, vielleicht kann ich dir ja helfen. Angenommen, du bist wegen eurer momentanen Situation enttäuscht und frustriert, dann stelle ich mir vor, dass vorher schon etwas da ist.«

»Vorher schon? Wie meinst du das?«

»Bevor wir frustriert sind, passiert eigentlich noch etwas anderes, etwas, das dem Ganzen vorausgeht. Denn wir sind nie einfach so frustriert.«

Johanna lächelt unsicher.

»Ich möchte dir gern folgen, aber augenscheinlich stehe ich gerade auf dem Schlauch.«

Bella: »Johanna, hattest oder hast du innere Bilder oder Vorstellungen? Von euch als Familie, den Kindern, eurer Beziehung?«

»Ja klar. Wenn ich einen Moment darüber nachdenke, sogar sehr viele …«

Chrisch: »Magst du uns ein wenig davon erzählen?«

Info: Frustration

Wir alle haben Wünsche, Erwartungen und Sehnsüchte, die in unterschiedlichen Situationen ins uns entstehen oder bereits vorhanden sind. Wenn sich diese nicht erfüllen, fühlt es sich für uns unangenehm an, mitunter sehr unangenehm: Wir können mit Enttäuschung, Wut oder Trauer reagieren oder mit einer Mischung aus allem. Häufig greifen wir zum Schuld-Prinzip und geben unserer Umwelt, anderen Personen die Schuld an unserer frustrierten Lage. Das kann hilfreich, eine Art Brücke in einen gewohnten Normalzustand sein. Das ist völlig in Ordnung. Schwierig wird es, wenn wir häufige Frustrationen nur noch unserer Umwelt zuschreiben. Insbesondere, wenn es um unsere Beziehungen geht. Dann sind unsere Partner in einer Art Dauerschuld, in der sie nichts mehr richtig machen können. Diese Dauerschuld kann so anwachsen, dass sie selbst bei kleinsten Anlässen zum Vorschein kommt und eine Beziehung regelrecht lähmt. Wenn wir also in Dauervorwürfen feststecken, ist das ein wichtiger Hinweis darauf, dass wir frustriert sind. Allein das feststellen zu können, kann schon schwierig sein. Aber es ist notwendig, um den ersten Schritt aus dem sehr mächtigen Kreislauf aus Frustration und Schuldzuweisung zu machen. Wenn uns das gelingt, können wir den nächsten Schritt gehen und uns fragen, woher unsere (mitunter) großen Erwartungen und Sehnsüchte kommen und was hinter diesen steht.

»Ich wusste schon immer, dass ich eine eigene Familie mit Kindern möchte. Das habe ich mir immer schön vorgestellt. Den Kindern geht es gut, meinem Mann geht es gut, mir geht es gut. Alle fühlen sich wohl, sind erfüllt und glücklich. Alles ist leicht und harmonisch und das Leben macht einfach Spaß als Familie. Alles strahlt in meinem inneren Bild, alles geht wie von selbst. Meine Familie soll leicht und liebevoll sein.«
Bella: »Und die Realität?«
Johanna beginnt traurig auszusehen und senkt den Kopf. Als sie ihn wieder hebt, sieht sie niedergeschlagen und erschöpft aus.

»Es klingt bestimmt schrecklich, aber eigentlich ist es das komplette Gegenteil, zumindest für Mark und mich. Wir sind müde, enttäuscht, streiten uns, machen uns Vorwürfe. Es ist eigentlich gar nicht strahlend und harmonisch.«

Chrisch: »Was denkst du denn, woher dieses strahlende Bild kommt, woher kommen all diese Vorstellungen, wie einfach und schön es ist, eine eigene Familie zu haben?«

Mark lacht, sodass alle zu ihm sehen.

»Es ist noch gar nicht so lange her, da hat mir Johannas Vater angeboten, dass er uns eine lange Reise schenkt, wenn ich noch mehr Karriere mache. Und dabei hat er mir diese Reise richtig gut verkauft. Ehrlich, ich hätte in der Situation fast zugestimmt. Mir ist erst später auf der Fahrt nach Hause aufgefallen, dass ich das eher merkwürdig finde. Zumal er gar nicht richtig weiß, was ich beruflich mache und wie schwer es in meiner Firma ist, noch weiter aufzusteigen.«

Johanna schnauft ein wenig und lächelt dabei.

»Ziemlich gut beobachtet, Schatz. Das haben die beiden schon immer gemacht. Mir etwas Großartiges in Aussicht stellen, ohne zu wissen, wie ich das schaffen soll.«

Bella: »Mit den beiden meinst du deine Eltern, oder?«

»Ja genau. Anders als bei Mark war es bei mir zu Hause eher recht locker und auch liebevoll. Aber meine Eltern haben meiner Schwester und mir ständig irgendwelche Sachen versprochen, wenn wir uns anstrengen, irgendwie besser als die anderen sind. Zum Beispiel habe ich ein eigenes Pferd bekommen, als ich drei Jahre lang hintereinander einen Schreibwettbewerb in der Schule gewonnen hatte. Aber kaum, dass ich das Pferd hatte, sollte ich auch schon die beste Reiterin im Stall in meinem Alter werden, um wieder irgendetwas Tolles zu bekommen.«

Sie atmet langsam und laut aus.

»Daher kommt das also, oder? Dass ich hohe Erwartungen habe und denke, dass alles toll wird, wenn ich mich, wenn wir uns nur genug anstrengen und Mühe geben?«

Chrisch: »Ich denke schon. Erwartung und Frustration sind ein mächtiges Paar, das uns ganz schön zusetzen kann. Im ersten Moment fühlt es sich gut an, ein schönes Bild oder Ziel zu haben. Umso härter trifft es uns dann, wenn es sich nicht einstellt, zu einer Realität wird, die nicht so angenehm und schön ist. Das kann sehr bitter sein.«

Johanna: »Das ist ein interessantes Wort. Als ich vor Kurzem über mich nachgedacht habe, dachte ich, dass ich irgendwann nur noch eine ewig schimpfende, verbitterte Frau bin.«

Bella: »Auch wenn das hart klingt, aber diese Gefahr ist durchaus realistisch. Aber ihr seid jetzt ja hier und arbeitet daran, dass das nicht so wird.«

»Okay, wie soll ich denn jetzt damit umgehen? Ich kann mir nicht vorstellen, gar keine Erwartungen mehr zu haben. Da habe ich Angst vor. Aber so wie jetzt geht es auch nicht weiter. So mache ich das Leben für uns alle eher ungenießbar und gereizt. So will ich nicht sein.«

Chrisch: »Sieh mal, Johanna, das ist doch schon der Anfang. Dass du dich mit dem Thema befasst und erkennst, dass da etwas nicht stimmt. Und ich gebe dir recht, ohne Erwartungen geht es auch nicht. Warum auch? Wir würden auf etwas Wichtiges und Gutes verzichten.«

»Tja, aber wie finde ich denn jetzt einen Weg?«

Bella: »Also das eine ist, dass es gut ist, Wünsche und Vorstellungen von der Zukunft zu haben. Aber auf der anderen Seite geht es um ein genauso wichtiges Prinzip, nämlich um das Realitätsprinzip. Du kannst hohe Erwartungen haben. Das beinhaltet aber die Gefahr der Frustration und Enttäuschung. Wenn du deine Erwartungen aber mehr an der Realität orientierst, sprichwörtlich eher realistische Erwartungen entwickelst, sieht das ganze schon anders aus.«

Chrisch: »Es geht um ein Gleichgewicht zwischen dem, was du dir wünscht und dem, was realistisch erreichbar ist.«

Johanna: »Wenn ich ehrlich bin, klingt das sehr klug, ich verstehe es auch, aber gleichzeitig habe ich keine Idee, wie das gehen soll.«

Bella: »Es ist ganz normal, so zu denken und so zu empfinden. Sieh mal, wir decken gerade einen wichtigen und weitreichenden, komplexen Zusammenhang auf. Und was tust du? Gleich mal die nächste hohe Erwartung an dich selbst haben, indem du das alles sofort begreifst und in die richtigen Bahnen lenkst. Da haben deine Eltern wirklich ganze Arbeit geleistet.«
Bella schaut Johanna freundlich an.
Johanna seufzt.
»Da hast du sicherlich recht. Als du das gesagt hast, ist mir aufgefallen, dass ich meine Erwartungen einfach so habe. Ich ordne sie gar nicht richtig ein und frage mich, wie schnell es möglich oder wie realistisch es ist, sie so erfüllen, wie ich mir das vorstelle. Und schon gar nicht frage ich mich, warum ich sie überhaupt habe. Ich merke, da kommt Arbeit auf mich zu.«
Chrisch: »Ja, innere Arbeit im Sinne einer Überprüfung. Also geübter darin zu werden zu erkennen, wann es in dir stattfindet, dass alles geht rasend schnell. Um dann einen Abgleich mit der Realität vorzunehmen, manche Erwartung vielleicht auch aufzugeben in Anbetracht der Umstände. Das kann ein längerer und mitunter auch schmerzhafter Prozess sein, aber am Ende wirst du dich freier fühlen. Vielleicht sogar dankbarer und vor allem ein gutes Stück leichter. Darum ging es ja auch in deinem Familienbild.«
Mark streckt sich und gähnt.
»Entschuldigt, aber ich bin total erschlagen, ich kann nicht mehr.«
Bella lacht.
»Na klar, wir haben hier heute richtig viel bewegt. Wir sind jetzt wohl alle gerade ein wenig erschöpft nach dieser intensiven Arbeit.«
Chrisch: »Ja, wir können jetzt auch Schluss machen«, mit Blick zu Johanna und Mark, »schaut doch mal, ob ihr euch noch einen Moment Zeit nehmen könnt auf dem Weg nach Hause. Vielleicht geht ihr eine Kleinigkeit essen oder macht einen Spaziergang. Und ihr müsst nicht alles wei-

ter bereden. Schweigen nach so einer Sitzung ist oftmals viel erholsamer und einprägsamer als das Gespräch fortzusetzen.«

Übung: Erwartungen

Es ist gut, dass wir Wünsche, Erwartungen und Sehnsüchte haben. Sie fordern uns dazu auf, dass wir uns um ihre Erfüllung bemühen und uns auf den Weg machen. Schwierig wird es, wenn wir sie zu hoch ansetzen und keinen guten Plan haben bzw. erwarten, dass sich alles wie von selbst erfüllt. Die Einschätzung unserer Bedürfnisse im Abgleich mit der Realität ist eine wichtige Fähigkeit, die wir trainieren können. Frage dich selbst: Woher kommen meine Erwartungen? Wie realistisch ist dieser Wunsch? Was ist mein Anteil am Erreichen dieses Ziels? Warum erwarte ich, dass andere meine Bedürfnisse erfüllen, ohne dass ich etwas dafür tue? Warum sind meine Erwartungen so selbstverständlich? Wie gesagt, es ist gut und richtig, Wünsche und Bedürfnisse zu haben. Um uns vor Frustrationen zu schützen und zu lernen, mit Enttäuschungen umzugehen, brauchen wir das Realitätsprinzip. Wenn wir in unseren Beziehungen lernen, realistischere Erwartungen und Bedürfnisse zu entwickeln, kann das eine Menge Druck nehmen und für mehr Entspannung, Leichtigkeit und Freiraum sorgen.

Interview

Neugier: »Soso, Erwartung und Frustration … Mir kommt das vor wie eine Art Geheimthema in Beziehungen. Ist das so?«

Bella: »Das weiß ich nicht. Ich denke eher, dass über diese Themen nicht so viel gesprochen wird. In unseren Beziehungen nicht, aber auch nicht in der Öffentlichkeit. Diese Zusammenhänge sind ja nicht nur Liebesbeziehungen vorbehalten, sondern tauchen überall dort auf, wo Menschen miteinander zu tun haben.«

Chrisch: »Ich denke, dass wir alle unsere Erwartungen und Wünsche als etwas Selbstverständliches empfinden. Vielleicht thematisieren wir das Ganze deshalb nicht so häufig. Wir sollten uns alle aber definitiv mehr

Gedanken über sie machen. Denn gerade in Beziehungen tauchen sie sehr häufig auf und sorgen für Probleme. Nicht weil sie vorhanden sind, das ist völlig in Ordnung. Es geht vielmehr um unseren Umgang mit ihnen.«

Neugier: »Ich fand es stark, als Johanna gesagt hat, dass sie das Gefühl hat, jetzt endlich über die richtigen Dinge zu sprechen.«

Chrisch: »Ja, das klang und wirkte sehr befreiend. Ich denke, dass das immer so ist, wenn wir lange in einer Situation feststecken. Wir suchen nach Erklärungen, machen Schuldzuweisungen, sind verletzt oder gekränkt und spüren am Ende wieder, dass wir nicht vorankommen. Wenn etwas Neues passiert, das ein neues Licht auf eine Situation wirft, etwas, das alles begreifbarer macht, es richtigstellt, dann kann dieser Moment entstehen. Wir wissen und spüren wieder mehr, woran wir sind. Mit uns selbst und mit unserem Gegenüber und das fühlt sich gut an.«

Bella: »Ich fand den ganzen Prozess sehr stark. Also das, was die beiden zu Hause hinbekommen haben, aber dann auch das, was wir zu viert daraus gemacht haben.«

Neugier: »Ich hatte den Eindruck, dass beide jetzt mehr miteinander sprechen. Es scheint nicht mehr so gereizt oder vielleicht auch feindselig. Beide vermitteln eine Art Lust, sich mit sich zu beschäftigen, ohne die oder den anderen anzugreifen oder zu kritisieren.«

Bella: »Ja, so sollte das in einer Paartherapie auch sein. Der Stress miteinander nimmt ab, die Arbeit an und mit sich selbst nimmt zu.«

Neugier: »Ich habe mich viel gefragt, was die beiden denn jetzt tun können.«

Chrisch: »Das fragen sich die beiden mit Sicherheit auch. Alle fragen das. Da kann ich nur an den Punkt mit der passiven und aktiven Kompetenz erinnern. Was sie tun können, ist erst mal nichts Praktisches. An dieser Stelle geht es um eine innere Arbeit. Die innere Aufmerksamkeit für das zu erhöhen, was in uns stattfindet. Und das, was wir dann beobachten, neugierig und neutral weiter zu untersuchen.«

Bella: »Ich wünsche den beiden für heute, dass sie einfach nur versuchen, die Sitzung zu verdauen und dass sie die Entspannung nicht zu kurz kommen lassen.

Eine Überraschung, die schief geht

Johannas Telefon klingelt.

»Hey, Schwesterherz, schön, dass du anrufst.«

»Hi Johanna, ich dachte mir, ich frage dich mal, wie es euch geht.«

»Ach, gar nicht mal so schlecht. Ich denke, dass wir so langsam mit der Paartherapie vorankommen. Es ist zwar noch nicht so, wie es wahrscheinlich sein könnte, aber immerhin streiten wir im Moment nicht. Und wir denken beide viel nach. Ich denke, man sagt dazu, dass wir an unseren eigenen Themen arbeiten.«

Kathie lacht.

»Warum lachst du?«

»Ich habe mich nur an Anton und mich erinnert. Und wenn es so wie bei mir und Anton ist, bedeutet das, dass ihr mittendrin seid … An den eigenen Themen arbeiten. Das ist viel und anstrengend, oder? Daran habe ich gedacht und wohl aus Mitgefühl gelacht.«

»Ja, es ist wirklich ganz schön viel. In der letzten Sitzung ging es bei mir um Mama und Papa und wie sie immer wieder Erwartungen bei uns geweckt haben. Bei mir führt das zu großen Frustrationen. Ich hatte gedacht, dass eine Familie zu haben einfacher wäre …«

»Interessant. Bei mir war das auch ein wichtiger Teil. Meine ewigen Erwartungen an Anton und mein Riesenberg an Enttäuschungen, dass er nicht so wird, wie ich ihn haben will.«

Johanna wird neugierig.

»Und sag mal, was war denn Antons Thema … Also, wenn du es mir erzählen magst?«

»Na klar, Antons Thema war Rückzug. Er hat sich damals immer mehr zurückgezogen, ist immer stiller und passiver geworden. Wie hat er das damals formuliert …? Genau, er wollte mir keine Angriffsfläche mehr bieten. Und so waren wir in einem Kreislauf gefangen. Ich bin immer fordernder und wütender geworden und Anton hat sich immer mehr zurückgezogen, ist auf Distanz gegangen.«

Johanna lächelt.

»Ja, das kommt mir bekannt vor. Ich versinke praktisch in Frustrationen und Enttäuschungen.«

»Und was ist Marks Thema? Er kommt mir nicht so still wie Anton vor.«

Johanna denkt einen Moment nach.

»Nein, ich würde sagen, dass Mark förmlich, fast autoritär und bewertend wird. Da macht jedes Glas Wein aus mir eine schlechte Mutter.«

Jetzt lachen beide.

»Und, sag mal, Kathie, wie lange hat das alles bei euch gedauert?«

»Du meinst die Paartherapie? Oder bis es uns gut ging?«

»Hm, beides?«

»Na ja, alles in allem hat die Therapie fast zwei Jahre gedauert. Zu Anfang waren wir oft und regelmäßig da, zum Ende hin nur noch alle paar Monate. Und aus heutiger Sicht würde ich sagen, dass es uns mit der ersten Sitzung schon besser ging. Damit meine ich, dass durch die Therapie nicht alles sofort gut war, ganz im Gegenteil. Aber wir waren ab der Therapie nicht mehr so destruktiv und in uns gefangen. Da haben uns die beiden sofort rausgeholt.«

»Und ab wann ging es euch wieder richtig gut?«

»Das ist ein wichtiger Punkt. Also, aus heutiger Sicht würde ich sagen, dass es uns nach einem halben Jahr besser ging. Und zwar auf eine Art, die wir nicht kannten, mit der wir auch nicht gerechnet hatten. Und das ist bis heute so. Aber ich würde auch sagen, dass es das nicht geschenkt gab. Die Arbeit an sich, die Auseinandersetzung mit sich selbst hört nie auf in einer Beziehung. Irgendwann ist das auch gar nicht mehr anstrengend, sondern eher angenehm, weil wir etwas für unsere Beziehung tun, sie am Laufen halten.«

»Du meinst, dass es Arbeit ist, die Beziehung in Ordnung zu bringen, aber wir dann nicht aufhören sollen, nicht alles immer als gegeben, als etwas Selbstverständliches hinnehmen, oder?«

»Ja genau. Es ist kein Zufall, dass es Anton und mir so gut geht. Apropos gut gehen, ich wollte dich fragen, ob wir euch die Kinder ein paar Tage abnehmen können. Wir fahren morgen über das Wochenende ans Meer und in unserer Unterkunft ist noch Platz. Dann könnt ihr mal kinderfreie Zeit am Wochenende genießen.«

»Hm, ganz spontan finde ich das Angebot großartig ... Ich habe aber auch ein schlechtes Gewissen wegen der Kinder, ich komme mir vor wie eine schlechte Mutter ...«

Kathie lacht.

»Ja, wirklich, Schwesterherz, du bist die mieseste Mutter, die ich kenne ...«

Jetzt lacht auch Johanna.

»Du weißt doch, wie gern Anton für die Kinder da ist und etwas mit ihnen unternimmt.«

»Das ist wirklich ein tolles Angebot, sehr gern. Und vielen Dank! Wann wollt ihr die beiden denn holen? Heute oder morgen früh?«

»Ach, ich schicke euch heute Nachmittag Anton vorbei, der kann es kaum erwarten.«

»Ok super, dann mache ich alles für die Kinder fertig und sage allen Bescheid.«

»Abgemacht.«

Nachdem Johanna die Kinder und Anton verabschiedet hat, kocht sie sich einen Kaffee und setzt sich einen Moment auf die Bank im Garten. Es ist sonnig und sie braucht nur eine Decke, um nicht zu frieren. Während ihr der warme Kaffeedampf ins Gesicht steigt, blickt sie in den Himmel und atmet durch. Sie genießt den Moment und mit der Zeit beginnt sie, sich auf das freie Wochenende zu freuen. Als sie so dasitzt und sich am Himmel und ihrem Kaffee erfreut, bekommt sie Lust, einen schönen Abend mit Mark zu verbringen. Sie denkt darüber nach, in Ruhe ein besonderes Abendessen zu kochen, um mit Mark gemeinsam in das Wochenende zu starten. Allerdings müsste sie dafür noch einkaufen. Sie lächelt und springt auf, um sich auf den Weg zu machen.

Eine halbe Stunde später ist Johanna zurück. Sie schaltet das Radio in der Küche ein und beginnt zu kochen. Sie sieht zur Uhr und schätzt die

Zeit auf eine gute Stunde, bis Mark zu Hause ist. Um sicherzugehen, schreibt sie ihm eine kurze Nachricht und fragt, wann er Feierabend macht. Während sie sich um die Vorbereitung kümmert, denkt sie darüber nach, was sie am Wochenende unternehmen können. Sie lächelt. ›Ausschlafen und lange frühstücken, das ist es.‹ Das Handy vibriert auf der Küchenablage. Eine Nachricht von Kathie: »Hey, hier läuft alles bestens. Anton und die Kinder spielen schon verstecken und allen geht es gut. Habt eine schöne Zeit, hab dich lieb …«
Johanna antwortet mit einem Kuss-Smiley und wendet sich wieder dem Kochen zu. Nach einer Weile schaltet sie den Herd ein. Es gibt ein spezielles Risotto, Marks Lieblingsgericht. Eigentlich müsste dieser langsam auch zu Hause sein. ›Wo bleibt Mark? Vielleicht möchte er mich auch überraschen? Aber womit?‹
Johanna öffnet den Wein für das Risotto und schenkt sich selbst ein Glas ein. Gut 20 Minuten später vibriert das Handy erneut. Eine Nachricht von Mark: »Hey Schatz, ich arbeite fix noch ein paar liegen gebliebene Sachen ab. Ich hoffe, es dauert nicht so lang!«
Ungewollt fällt Johanna der Kochlöffel in den Topf. Ihr Mund ist leicht geöffnet und sie weiß nicht, was sie denken oder fühlen soll. Die Stimmung ist allerdings sofort eine andere.
Sie stellt den Herd aus, schiebt das Risotto zur Seite und setzt sich an den Küchentisch. Sie liest die Nachricht noch einmal und möchte antworten, dass alles in Ordnung ist. Aber das ist es nicht. Sie empfindet Enttäuschung, Wut und Trauer. Sie fühlt sich allein gelassen, einsam. Schwerfällig erhebt sie sich, räumt nur das Nötigste in der Küche auf und geht nach oben ins Bett. Sie surft noch einige Zeit im Internet, bis sie so müde ist, dass ihr das Handy aus der Hand fällt und sie einschläft.

Wieder mal Streit

Als Mark wach wird, schiebt er seine Hand auf die andere Seite des Bettes. Sie ist leer und kalt. Er öffnet die Augen, blinzelt und sieht nach. Tatsache, Johanna ist schon aufgestanden. Vielleicht macht sie Frühstück? Mark sieht auf die Uhr, es ist kurz nach 9. Er hat länger geschlafen als gedacht. Er bleibt noch ein paar Minuten liegen und steht dann auf. Er geht zur Treppe und ruft nach Johanna, keine Antwort. ›Vielleicht ist sie einkaufen, Brötchen holen?‹ Mark geht ins Bad und duscht. Zwanzig Minuten später ist er angezogen und schaut in der Küche nach Johanna. Ein Zettel liegt auf dem Tisch. ›Hi, ich bin unterwegs, warte nicht auf mich. Johanna‹

Mark sieht den Zettel eine Zeit lang nachdenklich an. Was bedeutet das? Er zuckt leicht mit den Schultern. Johanna wird schon wissen, was sie macht und irgendwann wieder auftauchen oder sich melden. Ihm fällt ein, dass er vergessen hat einzukaufen und es nichts weiter gibt als Kaffee und trockene Haferflocken. Er schnappt sich sein Handy und schreibt Johanna: ›Hey, Schatz, ich weiß nicht, wo du bist und was du machst, aber hast du vielleicht Lust, frühstücken zu gehen? Sag mir einfach, wo du bist und ich komme … :-)‹

Er legt das Handy zur Seite und sieht aus dem Küchenfenster. Es ist ein grauer Tag, neblig und dunkel.

Er seufzt und sieht sich in der Küche um. Ohne die Kinder und Johanna ist es sehr still, etwas Wichtiges fehlt. Für einen Moment überlegt er, Kathie anzurufen und mit Tom und Anika zu sprechen. Aber er verwirft diesen Gedanken gleich wieder, steht auf und macht sich in Ruhe fertig, um zum Bäcker zu gehen. ›Dann frühstücke ich eben allein.‹ Nach einem Kaffee und einem Brötchen fühlt er sich besser. Er schlendert zurück nach Hause und entscheidet sich, in die Stadt zu fahren. Vielleicht findet er etwas, um Johanna und die Kinder zu überraschen? Nach zwei Stunden ist er wieder zurück mit Spielzeug für die zwei und dem neuesten Buch von Johannas Lieblingsautorin. Er legt die Einkäufe auf den Küchentisch, setzt sich und schaut aufs Handy. Noch immer keine Nachricht von Johanna. Er ruft sie an, erreicht aber nur die Mailbox. Er schreibt. ›Hey Schatz, wo bist du, was machst du? Ich mache mir langsam Sorgen. Ich bin zu Hause und warte auf dich. Melde dich bitte …‹

Mark verbringt den Rest des Tages auf der Couch. Bestellt sich Pizza, guckt eine Serie auf Netflix und döst beim Schauen immer wieder ein. Gegen Abend hört er ein Geräusch an der Tür.

›Endlich. Johanna.‹ Er richtet sich auf und reibt sein Gesicht. Er lächelt. ›Wurde aber auch Zeit.‹ Er steht auf und geht in den Flur. Er begrüßt Johanna, die sich gerade die Jacke auszieht.

»Hey, Schatz, … Da bist du ja.«

Johanna sieht ihn nicht an.

»Ja … Auch Hallo …«

Mark ist sofort wütend.

»Okay, was habe ich jetzt wieder falsch gemacht?« Er verschränkt die Arme vor der Brust und bekommt rote Wangen.

Johanna seufzt und senkt den Kopf.

»Nichts Mark, nichts …«

Sie dreht sich um und geht in die Küche.

»Herrje, Johanna!« Mark ist laut geworden und geht ihr hinterher. Johanna dreht sich um, stemmt die Hände in die Hüften, kneift die Augen zusammen und holt tief Luft.

»Tja, Mark, das erste Mal seit langer Zeit haben wir einen freien Abend, ein freies Wochenende ohne Kinder und du hast nichts Besseres zu tun, als lange bei der Arbeit zu sein. Vielen Dank auch, die Prioritäten sind jetzt wohl klar. Du verbringst diese Zeit augenscheinlich lieber mit deiner Arbeit als mit mir. Das sitzt. Und jetzt lass mich in Ruhe!«

»Wie und ich darf dazu nichts sagen, oder wie?«

»Klar, sag, was du willst, aber mich interessiert es nicht. Da«, sie zeigt auf die Wand neben Mark, »erzähl es der!«

Mark lacht.

»Nicht dein Ernst, oder?«

Johanna geht wieder zurück zur Haustür und zieht sich ruckartig ihre Jacke an.

»Ich bin so lange bei Kathie, da kann ich allein sein und muss mir wenigstens diese verletzenden Sachen nicht antun.«

Mark zieht die Augenbrauen hoch und schnauft.

»Verdammt noch mal, ich werde ja wohl noch …«

Johanna öffnet die Tür, ohne ihn anzusehen und geht.

Mark bleibt mit offenem Mund zurück. Er ist wütend, aufgebracht, aber auch traurig und bestürzt. Wie konnte das passieren?

Er öffnet schnell die Tür und ruft laut: »Johanna?!«

Doch diese dreht sich nicht um, sondern geht schnell vom Haus weg. Er schaut ihr nach, bis er sie nicht mehr sieht.

Paartherapie: Der wunde Punkt

Chrisch reicht Johanna ein Taschentuch, während sie erzählt, was passiert ist und weint.

»Das Ganze berührt dich augenscheinlich sehr, oder?«

Johanna tupft sich die Wangen trocken.

»Ja, es tut richtig weh. Ich weiß mittlerweile ja, wie schnell ich enttäuscht bin … Aber das hier ist eine andere Sache. Für mich ist das riesengroß …«

Bella: »Hast du eine Idee, warum dich das so trifft?«

»Das klingt so, als hätte ich selbst Schuld, als könnte ich es besser machen.«

Sie verschränkt die Arme.

Bella: »Komm schon, Johanna, du kennst mich jetzt ein bisschen. Du weißt, dass ich es nicht so meine, wie du es gerade angedeutet hast. Ich bin neugierig und möchte verstehen, warum das bedeutsam für dich ist.«

Johanna: »Das erkennt doch jeder, oder? Warum soll ich etwas dazu sagen? Jeder in meiner Situation wüsste sofort, was das alles bedeutet.«

Bella lächelt.

»Also, ich weiß nicht, was das alles bedeutet. Und ich weiß von dir auch noch nicht, warum es das alles bedeutet.«

Johanna verdreht die Augen und seufzt.

»Für mich ist das verletzend. Wir haben endlich mal freie Zeit und Mark verbringt seine Zeit lieber bei der Arbeit als mit mir«, sie sieht zu Mark, »ist doch so, oder?«

Mark starrt irgendwo auf einen Punkt im Raum. Als er spricht, starrt er weiter.

»Ist doch völlig egal, Johanna. Egal, was ich sage, du wirst weiter machen mit deiner Entrüstung. Egal, was ich sage, wirst du dich einfach weiter reinsteigern und ich bin immer mehr der Blöde …«

Alle schweigen, bis Bella aufspringt. Sie holt aus einem kleinen Schrank ein paar Stifte und leere Zettel.

»Also, Johanna, komm mal her, ich möchte das Ganze mit dir noch einmal gemeinsam durchgehen.«

Johanna steht auf, geht zu Bella und stellt sich neben sie.

»Also, wie war das, als dich deine Schwester angerufen hat?«

Johanna steckt die Hände in die Hosentaschen, schaut an die Decke und atmet durch.

»Na ja, wir haben über die Paartherapie hier gesprochen. Sie hat mir erzählt, wie das damals für sie war, wie lange es gedauert hat und dass sie heute noch mit Anton an ihrer Beziehung arbeitet.«

»Wie ging es dir mit diesem Gespräch?«

»Gut … Ich war stolz auf meine Schwester, dass sie es geschafft hat. Und ich habe gedacht, dass Mark und ich das auch schaffen.«

»Also, du warst stolz und vielleicht auch zuversichtlich?«

»Ja genau. Ich hatte Lust, weiterzumachen und da hinzukommen, wo die beiden heute sind.«

Chrisch steht auf und nimmt Bella die Zettel und den Stift ab. Er schreibt die Begriffe ›Stolz‹ und ›Zuversicht‹ auf und legt die beiden Zettel übereinander vor Bella und Johanna auf den Boden.

Bella: »Was kam dann?«

»Dann hat mir meine Schwester angeboten, dass sie und Anton die Kinder über das Wochenende nehmen.«

»Wie hat sich das angefühlt?«

»Ich würde sagen, erleichternd und frei. Ich hatte aber auch sofort ein schlechtes Gewissen den Kindern gegenüber. So, als wäre ich froh, sie los zu sein und eine lieblose Mutter.«

Chrisch schreibt ›Erleichterung‹, ›Freiheit‹ und ›schlechtes Gewissen‹ auf und legt sie über die anderen Begriffe.

Bella: »Und dann?«

»Später, als die Kinder weg waren, saß ich in der Küche und habe die Pause genossen. Und dann hatte ich Lust, mit Mark einen schönen Abend zu verbringen. Also bin ich einkaufen gegangen, um Marks Lieblingsessen zu kochen und ihm damit eine Freude zu machen.«

Chrisch schreibt ›Lust‹, ›Gemeinsamkeit‹ und ›Freude‹ auf.

»Also bis jetzt sind das alles recht positive Gefühle und Stimmungen. Ich würde sagen, dass du dich gefreut hast und Lust auf eine schöne gemeinsame Zeit mit Mark hattest.«

»Ja, so war es auch, du hast das gut zusammengefasst. Bis Mark es kaputtgemacht hat.« Sie sieht vorwurfsvoll zu Mark und schüttelt den Kopf. Chrisch schreibt den Begriff ›Bindung‹ auf einen Zettel und legt diesen neben die anderen.

»Okay, was ist dann passiert?«

»Irgendwann kam eine Nachricht von Mark, dass er länger arbeitet.«

»Was ist mit dir passiert, als du die Nachricht bekommen hast?«

»Ich weiß nicht, wie ich es sagen soll, aber alles ist in diesem Moment zerfallen. So als wäre alles vorher nur eine Illusion gewesen. Als ich die Nachricht gelesen hatte, habe ich mich entmutig und vor den Kopf gestoßen gefühlt. Ich kam mir blöd und naiv vor. Wie konnte ich nur annehmen, dass wir einen schönen Abend haben würden?«

Bella: »Ich denke, dass in diesem Moment sehr viele Dinge gleichzeitig passiert sind. Im ersten Moment warst du traurig und enttäuscht. Dann scheinst du eine Art Selbstgespräch geführt zu haben, wie eine Art innerer Kommentar zu deinen Gefühlen.

Du scheinst dir selbst gesagt zu haben, dass du blöd und naiv bist, weil du traurig und enttäuscht warst. Du die Hoffnung auf einen schönen Abend hattest.«

Alle schweigen einen Moment.

Johanna: »Ich glaube, dass du recht hast … Aber ich weiß nicht, was das bedeutet. Für mich bleibt am Ende nur, dass Mark lieber Zeit mit allem Möglichen verbringt als mit mir. Er hat die freie Zeit dafür genutzt, länger zu arbeiten, anstatt früher bei mir zu sein, damit wir mal wieder allein zu zweit sind.«

Chrisch schreibt die Begriffe ›Enttäuschung‹, ›Entmutigung‹, ›Naivität‹ und ›blöd sein‹ auf und legt diese neben den Zettel, auf dem ›Bindung‹ steht. Dann geht er zu Mark.

»So, jetzt sind wir beide an der Reihe.«

Mark sieht auf und seufzt.

»Wozu denn? Ist doch schon alles klar.«

»Ich denke nicht, nein. Ich denke, dass alles eher unklar ist. Können wir?«
Chrisch zeigt mir der offenen Hand in den Raum, einige Meter gegenüber von Johanna und Bella entfernt.

Mark erhebt sich widerwillig und stellt sich mit Chrisch gegenüber den anderen beiden auf.

»Okay, Mark, was ist für dich an diesem Tag passiert? Wie war es, als Johanna dir geschrieben hat, dass ihr ein kinderfreies Wochenende habt?«
Mark senkt den Kopf und schließt die Augen. Nach einer Weile sieht er wieder auf.

»Als Johanna geschrieben hat, dass die Kinder das Wochenende über bei ihrer Schwester sind, habe ich mich riesig gefreut. Für uns und die Kinder, denn ich finde, dass Kathie und Anton das super machen. Ich war erleichtert und ja, ich habe mich gefreut.«

Bella ist mittlerweile zu den beiden gekommen und schreibt die Begriffe ›Erleichterung‹ und ›Freude‹ auf zwei Zettel und legt diese vor Chrisch und Mark übereinander auf den Boden.

»Gut, was kam dann?«

»Johanna musste alles noch für die Kinder vorbereiten, also haben wir nur kurz geschrieben, dass wir uns freuen. Es war alles ein wenig eilig. Und die Sache ist die, ich schiebe schon seit längerer Zeit einige Aufgaben bei der Arbeit vor mir her. Sogar schon sehr lange. Ich hatte eigentlich geplant, das am Wochenende zu erledigen. Also war mir nach dem Telefonat sofort klar, dass ich das an dem Nachmittag beziehungsweise Abend mache, damit wir den Rest des Wochenendes frei haben. Ich wollte das weghaben, damit wir unsere freie Zeit genießen können.«

Bella schreibt die Begriffe ›Gemeinsamkeit‹ und ›Genuss‹ auf.

»Ich habe mich das erste Mal nach langer Zeit einen Moment frei gefühlt. Ich konnte endlich mal wieder entscheiden, frei bestimmen, was ich mit meiner Zeit mache. Aber ich hatte deswegen auch irgendwie ein schlechtes Gewissen, keine Ahnung, warum.«

Bella schreibt die Begriffe ›Freiheit‹ und ›schlechtes Gewissen‹ auf und legt sie neben die anderen Zettel.

»Wie ging es dann weiter?«

»Ich habe mich in die Arbeit gestürzt und dabei die Zeit vergessen. Das war schon angenehm. Sonst ist da immer so ein Druck, die Arbeit zu schaffen, aber auch immer so früh wie möglich nach Hause zu kommen. Das war an dem Abend nicht so, ich konnte einfach noch durchziehen und was schaffen. Das war befriedigend.«

Info: Bindung & Autonomie

Eine wichtige Ebene von Beziehungen sind unsere Bedürfnisse nach Bindung (Nähe) und Autonomie (Eigenständigkeit, Freiheit). Wir können uns das Ganze wie zwei Pole, zwei Seiten vorstellen. Auf der einen Seite, dem

Pol der Bindung, geht es darum, dass wir uns nah sind. Bindung, Nähe bedeutet, dass wir uns aufeinander einlassen und zu etwas Gemeinsamen werden. Wir verbringen unsere Zeit zusammen und stimmen uns miteinander ein. Manchmal verschmelzen wir auch (körperlich & emotional), treffen gemeinsame Entscheidungen und verzichten auf Einzelinteressen. Auf der anderen Seite, dem Pol der Freiheit oder Autonomie geht es um uns selbst und unsere Eigenständigkeit. Wir treffen unsere alleinigen Entscheidungen und gehen unseren eigenen Weg unabhängig vom anderen, nur für uns allein. In vielen Beziehungen können beide Ebenen Störungen verursachen. Denn wir alle haben unterschiedliche Bedürfnisse nach Bindung und Eigenständigkeit. Wenn wir mehr Nähe wünschen und diese nicht bekommen, können wir gekränkt sein, uns nicht richtig geliebt fühlen oder uns unwichtig vorkommen. Wenn wir mehr Autonomie wünschen und diese nicht bekommen, können wir uns eingeengt und kontrolliert fühlen, so als dürften wir nicht selbst über uns und unsere Zeit bestimmen. Wenn wir als Paar diese Themen nicht reflektieren und benennen können, kann es zu Streitigkeiten und Vorwürfen kommen. ›Du liebst mich ja gar nicht!‹ Oder ›Du willst mich nur noch kontrollieren!‹

Bella: »Gut, ich möchte das Ganze an dieser Stelle kurz unterbrechen und eine andere Perspektive reinbringen, einverstanden?«
Bella sieht jeden kurz an und alle nicken.
»Johanna, du hattest an diesem Tag ein Bedürfnis nach Nähe, nach eurer Zweisamkeit und wolltest dafür einen schönen Startpunkt schaffen, indem du Mark mit einem schönen Abendessen überraschst, richtig?«
Johanna nickt.
»Du, Mark, hattest an diesem Tag ein Bedürfnis nach Eigenständigkeit. Du konntest dich endlich mal wieder in Ruhe und ohne Zeitdruck um deine Arbeit kümmern und wolltest dadurch dafür sorgen, dass ihr am restlichen Wochenende wirklich frei habt und du in Gedanken nicht noch beim Job bist oder zu Hause noch arbeitest?«
Markt nickt auch.

»Ich würde sagen, dass ihr beide unterschiedliche Bedürfnisse nach Nähe und Eigenständigkeit hattet, aber es letztlich nur um eure Beziehung ging. Ihr beide wolltet etwas Gutes für euch, hattet aber jeweils andere Wege dafür sorgen zu wollen.«

Übung: Bindung & Autonomie

Wie wir gerade erfahren haben, haben wir alle unterschiedliche Bedürfnisse nach Nähe und Eigenständigkeit. An dieser Stelle gibt es vorerst keinen konkreten Tipp. Vielmehr die Aufforderung für dich herauszufinden, in welchen Situationen du welches Bedürfnis hast. Das kann mitunter sehr unterschiedlich sein. Vielleicht hörst du diese Begriffe auch zum ersten Mal im Zusammenhang mit Beziehungen. Frage dich, wie groß dein jeweiliges Bedürfnis nach Nähe oder Eigenständigkeit in bestimmten Situationen ist. Wie reagierst du, wenn diese erfüllt sind, und wie reagierst du, wenn sie nicht erfüllt sind? Vielleicht fällt es dir erst einmal leichter, über andere Menschen oder Situationen in deinem Leben nachzudenken. Bindung und Autonomie spielen nicht nur in Liebesbeziehungen eine große Rolle, sondern auch bei der Arbeit, in Freundschaften oder der eigenen Familie. Wie viel Nähe und wie viel Eigenständigkeit brauchst du in Beziehungen, um dich wohlzufühlen? Was passiert, wenn du diese nicht bekommst?

Johanna lacht.
»Aber wie konnte daraus am Ende so eine Katastrophe werden? Mir hat es gerade sehr geholfen, die Dinge noch einmal aus Marks Sicht zu hören. Ich wusste das alles nicht. Für mich sah es nur so aus, als wäre ihm seine Arbeit wichtiger als ich und das hat mich gekränkt.«
Chrisch: »Gut erkannt, Johanna. Dann bist du hier wohl ein Stück aus deiner Kränkung herausgekommen?«
Johanna lächelt.
»Scheint so, aber ich verstehe das alles noch nicht wirklich.«

»Es macht einen Unterschied, ob du davon ausgehst, dass alles andere wichtiger ist. Oder ob Mark seine freie Zeit nutzt, um liegengebliebene Arbeit zu erledigen, um am Ende voll und ganz für dich da zu sein, wirklich freie Zeit mit dir allein verbringen zu können.«

Mark lacht auch.

»Ich ärgere mich gerade, dass ich mein Lieblingsessen verpasst habe. Denn Johannas Risotto schmeckt fantastisch.«

Bella: »So, bevor hier die große Harmonie ausbricht, müssen wir den eigentlichen Punkt klären. Ihr müsst verstehen, warum das alles so schief gegangen ist.«

Johanna: »Ja, warum denn eigentlich?«

Chrisch: »Johanna, wenn du jetzt noch einmal an den Ablauf denkst, mit dem Wissen, worum es eigentlich ging, was für einen Wert würdest du dem Ganzen geben? Sagen wir auf einer Katastrophen-Skala von 1-10, wobei 1 niedrig und 10 das Höchste ist?«

Johanna: »Gute Frage … Ich denke eine 3?«

»Und du Mark?«

»Hm, jetzt, hier und heute? Keine Ahnung, eine 1? Jetzt, da ich es verstehe, ist es gar nicht mehr schlimm. Ich kann jetzt sogar verstehen, warum Johanna so sauer war, und es tut mir echt leid.«

Bella: »Aber wie war es in dem Moment, als es passiert ist?«

Johanna lacht wieder.

»Die fetteste 10, die ihr euch überhaupt nur vorstellen könnt!«

Mark schmunzelt.

»Als Johanna am Samstag gesagt hat, ich soll mit der Wand reden und einfach abgehauen ist, würde ich auch sagen, so eine 8 bis 9.«

Bella: »Und was denkt ihr, macht den Unterschied aus? Von einer 10 auf eine 3 ist schon bemerkenswert oder von 8 bis 9 auf eine 1.«

Johanna: »Irgendwie habt ihr es geschafft, dass wir es jetzt anders sehen und verstehen …«

»Jaja, das ist normal. Aber Johanna, was war los mit dir, warum warst du auf einer 10? Und das meine ich neugierig und nicht bewertend.«

»Das alles war so nah an mir dran, ich konnte gar nicht anders, als es so zu fühlen und zu sehen.«

»Wie könntest du das Ganze benennen? Wie war dieser Zustand?«

»Es war sehr schmerzhaft und irgendwie eng in mir.«

»Schmerzhaft?«

»Ja, schmerzhaft, es hat innerlich richtig wehgetan.«

»Also wurde etwas Schmerzhaftes berührt?«

»Ja, wenn du es so formulieren möchtest.«

»Wie würdest du denn eine schmerzhafte Stelle an deinem Körper nennen?«

»Hm … Wunde vielleicht?«

»Sehr gut benannt! Durch das, was passiert ist, wurde ein schmerzhafter, wunder Punkt bei dir berührt. In Beziehungen gehen wir in diesen engen Tunnel, wenn ein wunder Punkt berührt wird.«

Mark: »Ja, es tat weh, als Johanna mich so ignoriert hat und dann am Samstagabend verschwunden ist. Das ist wohl mein wunder Punkt? Ignoriert werden und allein gelassen werden ohne Erklärung? Ich bin dann innerlich abgetaucht und hab nur noch in meiner Wut gekocht.«

Chrisch: »Ich würde sagen, dass eure beiden wunden Punkte berührt wurden. Und wenn die berührt werden, geht es sprichwörtlich zur Sache. Alles in uns wird eng und hitzig, wir können innerlich keinen Schritt zurückmachen und mit Distanz auf die Situation gucken. Wir stehen sofort im Feuer und brennen.«

Johanna: »Mir kommt das vor wie eine Schwäche. Ich möchte so nicht sein.«

Bella: »Wunde Punkte haben mit unserer Lebensgeschichte zu tun. Sie sind eher etwas, das wir mitbringen in eine Beziehung, als dass sie in ihr entstehen. Wenn wir uns lieben und uns nah sind, können diese Punkte berührt werden.«

Johanna und Mark sehen sich schweigsam an.

Bella: »Das Erleben dieser wunden Punkte ist nicht schön. Dass es passiert, bedeutet, dass ihr euch wirklich nah geht und das wiederum ist ja eigentlich etwas Schönes, oder?«

Chrisch: »Wie würdet ihr denn eure wunden Punkte benennen?«

Mark: »Gute Frage. Bei mir hat es etwas mit diesem ignoriert werden zu tun. Mein Vater hat sich oft so verhalten, wenn ich etwas vermeintlich falsch gemacht hatte. Das kann ich nicht gut haben, wenn Johanna so ist.«

Johanna: »Und bei mir ist es das Gefühl nicht wichtig genug zu sein, dass jemand oder etwas anderes wichtiger als ich ist.«

Bella: »Seht ihr, diese beiden Punkte wurden berührt und deshalb ging alles so schnell und hat sich so schlimm angefühlt.«

Info: Wunder Punkt

Wir alle erfahren Verletzungen in unserem Leben, die ihre Spuren hinterlassen. Auf der körperlichen Ebene ist uns das sofort gegenwärtig und klar. Ein Unfall oder eine Krankheit können Spuren, Narben hinterlassen, die für immer bleiben und eine Empfindlichkeit besitzen. Das bedeutet, dass wir in der einen oder anderen Situation daran erinnert werden, dass es einen bleibenden Schaden gibt. Es schmerzt, unangenehme Erinnerungen tauchen auf oder alte Ängste werden aktiviert. Im Bereich unserer Psyche ist es genau das gleiche. Im Laufe unseres Lebens erfahren wir Kränkungen, Verletzungen, werden zurückgewiesen oder schlecht behandelt. Diese Situationen können zu wunden Punkten werden. Das bedeutet, dass andere uns später durch ihr Verhalten an diesen Stellen berühren und treffen können. Dies wiederum kann für uns mit erneutem Schmerz, einem unbewussten Wiedererleben verbunden sein, das für uns äußerst unangenehm ist. Wir können, dadurch ausgelöst, sehr hitzig oder auch einseitig begrenzt in unserer Wahrnehmung und Interpretation werden. Wichtig ist zu verstehen, dass diese Punkte durch Nähe berührt werden und nicht, weil uns die oder der andere (bewusst) verletzen möchte.

Mark: »Ich habe noch eine Frage zu dem Thema der Eigenständigkeit. Ich kann doch ein Bedürfnis nach Eigenständigkeit haben, ohne dass das wiederum ein Ausdruck mangelnder Liebe ist, oder? Ich will damit sagen, dass ich Johanna sehr liebe und trotzdem ein Bedürfnis nach Eigenständigkeit habe.«

Chrisch: »Genau. Dein Bedürfnis nach Nähe oder Autonomie sagt nichts über die Stärke deiner Gefühle. Für manche ist das verwirrend, denn es kann bedeuten, dass die Liebe groß, aber auch die jeweilige Autonomie stark ist. Und es bedeutet, dass viel Nähe nicht immer gleich viel Liebe bedeuten muss.«

Johanna: »Mir macht das Angst, was du sagst Chrisch. Ich finde das nicht gut.«

»Es kann sein, dass es bei dir Verlustängste anspricht oder du gelernt hast, dass Eigenständigkeit in Beziehungen nicht gut ist. Wenn eine Beziehung nicht sicher ist, dann weil sie nicht sicher ist und nicht, weil Autonomie vorhanden ist.«

Johanna: »Uff ... Da raucht bei mir der Kopf.«

Bella: »Das macht nichts, Johanna. Chrisch kann einen hin und wieder etwas überfordern. Nimm für heute mit, dass ihr beide unterschiedliche Bedürfnisse nach Nähe und Eigenständigkeit haben könnt und dass dadurch bei euch wunde Punkte berührt werden können. Dass alles ist so, weil ihr euch liebt und nah sein möchtet. Das ist etwas Schönes, auch wenn es manchmal zu Katastrophen und Schmerzen führt.«

Übung: Wunder Punkt

Wunde Punkte besitzen Tiefe und es kann schwierig sein, sie zu finden und zu formulieren. Werden sie berührt, neigen wir dazu, innerlich wieder und wieder an der gleichen Stelle abzubiegen und die immer gleiche Interpretation vorzunehmen. Das wiederum kann dazu führen, dass wir diesem Thema gegenüber blind und darin gefangen sind. Wir können spüren, dass uns etwas sehr berührt, haben aber Schwierigkeiten, es zu greifen und zu er-

kennen. An dieser Stelle kann es hilfreich sein, sich unterstützen zu lassen. Durch einen vertrauten Menschen oder Kollegen (wenn es um die Arbeit geht) oder jemand, der sich professionell mit dieser Thematik auskennt. Ein Blick und Vorschläge von außen können helfen, bei diesem schwierigen Thema voranzukommen. Grundsätzlich lässt sich sagen, dass wunde Punkte immer mit unserer Lebensgeschichte zu tun haben. Wenn wir uns mit einem wunden Punkt beschäftigen, geht es um etwas, das hinter uns liegt und bedeutsam ist und gar nicht so sehr um die Person, die diesen Punkt berührt (Achtung: Schuld-Prinzip).

Chrisch: »Ihr beiden, ich weiß nicht, ob ihr es vielleicht auch gedacht habt, aber wir müssen darüber reden.«

Mark: »Hm, worüber denn?«

Chrisch: »Über das Reden?«

Johanna: »Reden über das Reden? Du bist heute anstrengend ...«

Sie lacht und guckt hilfesuchend zu Bella. Diese schaut zu Chrisch und lächelt.

Chrisch: »Na ja, ich denke, dass das alles nicht hätte sein müssen. Einerseits ist es gut, dass es passiert ist, weil wir dadurch heute über wichtige Themen sprechen konnten. Andererseits hat es bei euch auch Leid verursacht. Und das ist nie schön. Ich denke, ihr hättet an diesem Tag miteinander sprechen sollen.«

Er sieht abwechselnd zu Johanna und Mark.

»Johanna, du hättest Mark sagen können, dass du ihn überraschen möchtest. Das hätte die Überraschung nicht weniger überraschend oder nicht weniger schön gemacht. Und du, Mark, hättest Johanna mitteilen können, dass du länger arbeiten möchtest, um das Wochenende wirklich frei und Zeit für euch zu haben.«

Johanna: »Ja, das stimmt. Daran habe ich gar nicht gedacht.«

Mark: »Ich auch nicht. Jetzt komme ich mir noch blöder als sonst vor.«

Alle lachen.

Chrisch: »Aber das bist du überhaupt nicht. Ihr lernt gerade viele neue Dinge, die ihr vorher nicht wusstet. Nähe, Eigenständigkeit und wunde Punkte sind mächtige und komplexe Themen. Die bewältigt niemand mal eben so.«

Bella: »Die Zeit ist gleich um. Ich möchte es noch einmal wiederholen: Ich denke, dass ihr diese Situationen erlebt, weil ihr euch liebt. Ich weiß, für viele mag das paradox klingen. Aber in der wirklichen Welt sind Liebesbeziehungen herausfordernd. Das hat nichts mit ewiger Verliebtheit und Leichtigkeit zu tun, sondern immer mit uns als ganzer Person. Mit unseren Stärken und Schwächen, wunden Punkten, unterschiedlichen Bedürfnissen, unserer Lebensgeschichte und noch vielem mehr.«

Interview

Neugier: »Je länger ich jetzt dabei bin, umso neugieriger werde ich. Ich hätte nie gedacht, dass es all diese Themen in einer Beziehung gibt. Auch nicht, wie viel davon mit uns selbst zu tun hat.«

Bella: »Ich habe es ja eben schon angesprochen. Es gibt dieses Ideal, diese Vorstellung, dass eine Liebesbeziehung leicht ist. Wie ewige Verliebtheit, die ganz einfach zu haben ist und nie endet. Und wenn diese nachlässt, kommen Schuldzuweisungen, Zweifel und Frustrationen.«

Neugier: »Mir ist heute aufgefallen, dass beide, wie soll ich es sagen, schneller aus ihrer Frustration oder Kränkung herauskommen. Johanna war zum Beispiel zum Beginn der Sitzung noch sehr in ihrem Gefühl vom Wochenende. Dann ging es relativ schnell, dass sie lachen konnte und bereit war, ihre Vorwürfe loszulassen. Und auch Mark hat sich von Beginn an Mühe gegeben, obwohl er da recht behäbig wirkte.«

Chrisch: »Das stimmt, aber so sollte es auch sein. Ich hoffe, dass beide mehr und mehr spüren und erleben, dass es um viel mehr geht als das, was sie bisher kennen. Dass es sich lohnt, trotz der Schmerzen und Kränkungen offen zu sein und sich mit einem anderen neuen Blickwinkel den vermeintlich bekannten Situationen zu nähern.«

Neugier: »Mir ist heute auch aufgefallen, dass es so leicht und selbstverständlich rüberkommt, wenn ihr etwas erklärt oder einen Zusammenhang vor Augen führt. Aber das ist es nicht, oder?«

Bella: »Hm … Ich denke, das liegt an unserer Erfahrung. Wir sind ja nicht nur als Therapeuten im Raum, sondern auch als Paar, das all diese Dinge durchgemacht hat.«

Neugier: »Wie? Ihr kennt das alles auch persönlich?«

Chrisch: »Ja, was hast du denn gedacht? Dass wir als Therapeuten nicht an unserer Beziehung arbeiten? Uns alles zufliegt und wir keine Konflikte oder wunde Punkte haben?«

Neugier: »Ja, irgendwie schon …«

Bella und Chrisch sehen sich an und lachen.

Bella: »Wir hatten viele Krisen und haben selbst auch Paartherapie gemacht. Das bedeutet, dass wir in der Arbeit nicht einfach nur theoretisches Wissen verbreiten, sondern wir am eigenen Leib erfahren haben, was all das bedeutet.«

Chrisch: »Unsere Beziehung war zu Beginn schnell schwierig und konflikthaft. Es gab auch eine Zeit, in der alles sprichwörtlich an einem seidenen Faden hing. Ich wollte eigentlich nicht mehr, bin ausgezogen, habe mich zurückgezogen …«

Neugier: »Das hätte ich nicht gedacht. Ich dachte immer, dass Therapeuten so etwas wie bessere Menschen sind.«

Bella: »Vielleicht ist das auch so. Nur bei uns eben nicht. Wir kennen unsere wunden Punkte, unsere Bedürfnisse und Eigenheiten. Wir haben gelernt, als Paar liebevoll mit dem umzugehen, was da ist. Wirklich da ist. Und nicht, was uns unsere Vorstellungen oder unerfüllten Sehnsüchte sagen.«

Chrisch: »Das ist hart, enttäuschend und traurig. Aber auch befreiend und schön, denn es macht den Weg frei für wahre Liebe.«

Neugier: »Das klingt aber schon sehr romantisch am Ende.«

Bella und Chrisch lachen wieder.

Bella: »In einigen Momenten ist es das auch. Aber meistens ist es innere, nüchterne Arbeit mit uns selbst.«

Wer hat Recht?

Mark kehrt vom Einkaufen mit den Kindern zurück. Er schließt die Haustür, geht in die Küche und stellt die Taschen auf den Küchentisch.

Anika und Tom gehen ihm hinterher, schnappen sich jeweils ein Bein von Mark und lachen.

»Papa, Papa, gib uns bitte das Spielzeug.« Anika lächelt und versucht in einen der Beutel zu greifen. Mark lacht.

»Nicht so schnell, ihr beiden.« Er fährt beiden mit den Händen durch die Haare.

»Erst mal begrüßen wir Mama.« Er dreht sich um zu Johanna, die mittlerweile im Türrahmen lehnt.

Beide Kinder rennen zu Johanna, die in die Hocke geht und beide umarmt.

»So, dann schauen wir mal.« Mark greift in eine der Einkaufstaschen und holt zwei kleine Spielzeuge hervor. »Hier, ihr kleinen Schätze.«

Die beiden kommen lächelnd zu ihm und verschwinden schnell mit ihren Spielzeugen aus der Küche.

Johanna geht zu Mark, gibt ihm einen Kuss auf die Wange und setzt sich an den Küchentisch.

»Versteh mich nicht falsch, Schatz, aber ich dachte, wir hätten besprochen, den beiden nicht mehr so viel zu kaufen.«

Mark, der begonnen hat, die Einkäufe einzuräumen, blickt kurz über die Schulter zu ihr.

»Ja, ich weiß, aber die beiden haben bei der Autofahrt schon so genörgelt, dass ich tatsächlich Angst hatte, dass sie wieder eine Szene im Supermarkt machen. Ich wusste mir nicht anders zu helfen, als ihnen eine Kleinigkeit zu versprechen, wenn sie lieb sind.«

»Das verstehe ich, aber ich finde, dass wir ihnen nicht immer etwas kaufen, wenn sie rumnörgeln.«

»Ach, komm, hab dich nicht so, es sind wirklich nur zwei Kleinigkeiten.«

»Ja, wie gesagt, ich verstehe das schon, aber mir geht es eher um das Prinzip. Die Kinder wollen am Wochenende immer mit dir einkaufen, weil sie schon wissen, dass sie etwas bekommen.«

»Findest du das schlimm? Mich freut es eher. Ich denke, dass sie sich irgendwann positiv daran erinnern werden.«

»Das ist mir schon klar. Ich frage mich nur, ob das gut ist, dass wir ihnen immer etwas geben, wenn sie quengeln.«

»Boah, Johanna, beruhig dich mal. Es sind Kinder und es ist nur Spielzeug, eine Kleinigkeit, halb so wild.«

Johanna verschränkt die Arme und beißt sich leicht auf die Unterlippe.

»Ach, bitte, Johanna. Echt jetzt? Der Ehemann war wieder böse und inkonsequent?«

»Ich hasse es, dass ich dir nichts sagen kann, ohne dass du irgendwie dagegenhältst. Sag doch einfach ›Alles klar, Schatz, beim nächsten Mal denke ich daran.‹ Aber nein, der Herr hat natürlich auch etwas dazu sagen.«

»Ja tut mir leid, dass ich dir nicht blind gehorche. Ich finde, dass ich nichts falsch gemacht habe. Und im Gegenteil, mir zu sagen, was ich dir antworten soll, damit musst du mir echt nicht kommen.«

Johanna steht auf und macht ein verächtliches Gesicht.

»Ich wollte dir nur sagen, was wir besser machen können. Das schließt mich übrigens mit ein. Aber du scheinst dich immer angegriffen zu fühlen, egal, was ich sage.«

»Bist du jetzt der Familien-Terrier hier, der bestimmt, was gut ist und was nicht? Ich mache immer, was du mir sagst. Und wenn ich es mal nicht tue, stehen wir keine 5 Minuten hier in der Küche und Madame erklärt mir die Welt und macht daraus ein Drama.«

Johanna beginnt aus der Küche zu gehen.

»Wie du meinst …«

Mark wird lauter.

»Vielen Dank, Johanna, es war eigentlich ein schöner Vormittag, aber jetzt stehe ich hier und habe nur schlechte Gefühle wegen dir ... Ganz toll! Am besten schreibst du ein Buch über deine ganzen scheiß Regeln, damit auch ja alle das machen, was du für richtig hältst. Und buh, wehe, jemand hält sich nicht daran.«

Johanna bleibt stehen, neigt ihren Kopf halb zur Seite und dreht sich um.

»Du bist so ein Idiot. Mach nur so weiter, dann ...«

»Was? Dann was? Soll ich jetzt Angst vor dir bekommen? Stimmt doch, was ich sage!«

Mark stemmt die Hände in die Hüfte. Anika und Tom kommen zu Johanna und sehen zu ihr auf. Tom beginnt zu weinen.

»Bitte nicht wieder streiten, habt euch lieb ...«

Johanna geht in die Hocke und streicht Tom die Tränen von der Wange.

»Kommt ihr beiden, zeigt mir mal, was ihr bekommen habt.«

Sie richtet sich wieder auf, nimmt beide Kinder an die Hand und wirft Mark einen wütenden Blick über die Schulter zu.

Mark schließt die Augen und lässt den Kopf hängen. Er seufzt und sieht dann auf. Er würde seine Gefühle auch gern so zeigen können wie Tom.

Nachdem er alle Einkäufe verstaut hat, kocht er sich einen Kaffee und geht ins Wohnzimmer. Er setzt sich auf die Couch und sieht aus dem Fenster. Nach einer Weile kommt Anika zu ihm mit einem Buch in der Hand.

»Liest du mir vor Papa?«

»Na klar, mein Schatz.«

Mark lehnt sich zurück und legt einen Arm um Anika und beginnt zu lesen.

Wenig später kommt Tom dazu und kuschelt sich an Marks andere Seite.

Als er beide Kinder bei sich hat, ist er für einen Moment sehr glücklich.

Johanna kommt auch dazu und legt sich auf den Rücken, sodass ihr Kopf Anikas Bein berührt.

Nach einer halben Stunde sind beide Kinder eingeschlafen. Johanna dreht sich um auf den Bauch und sieht Mark in die Augen.

Sie flüstert.

»Tut mir leid.«

Mark flüstert zurück und lächelt.

»Mir auch.«

Paartherapie: Zwei Themen auf einmal

»Für mich war das total schön. Wir alle vier auf der Couch«, und mit einem Blick zu Johanna »und dass du dich entschuldigt hast, tat wirklich gut.«

Bella: »Okay, Mark, nicht so schnell, ich möchte, dass wir zum Anfang zurückgehen zu der Szene in der Küche. Da zeigt sich ein sehr großes und wichtiges Thema.«

Mark: »Was meinst du? Geht es jetzt um Kindererziehung und Konsequenz?«

Chrisch: »Nein, nicht heute. Es geht um ein anderes Thema, das euch nicht bewusst ist.«

Johanna: »Aber wer von uns hat denn jetzt Recht, das würde mich interessieren.«

Chrisch lächelt.

»Keiner von euch beiden. Es geht an dieser Stelle gar nicht darum, wer Recht hat oder dass Bella und ich einer, einem von euch recht geben.«

Bella: »Mark, wenn Chrisch jetzt sagen würde, dass Johanna recht hat, würdest du ihm dann zustimmen und deinen Standpunkt aufgeben?«

Mark überlegt.

»Nein, ich denke nicht.«

»Und Johanna, wenn ich Mark Recht geben würde, würde das deine Meinung ändern?«

Johanna: »Nein, auf keinen Fall.«

Chrisch: »Warum wollt ihr dann beide, dass wir einer, einem von euch Recht geben, wenn es eigentlich nichts ändern würde? Es geht nicht darum, wer von euch beiden Recht oder das bessere Argument hat, sondern um etwas anderes.«

Johanna: »Ich finde es aber nicht richtig, dass wir immer etwas tun beziehungsweise kaufen, wenn die Kinder nörgeln. Das könntet ihr Mark ruhig mal sagen!«

Mark: »Aber wie die beiden schon richtig gesagt haben, würde das bei mir nichts ändern. Ich will jetzt eigentlich viel lieber wissen, was die beiden meinen.«

Chrisch: »Es geht um etwas, über das sich viele Paare streiten, ohne das es sich verändert. Und das Ganze nennt sich ›Prinzip‹.«

Bella: »Dir geht es um ein Prinzip, Johanna. Es ist wie eine Regel, die du für dich hast. Diese lautet in etwa ›Ich lasse mich durch das Nörgeln meiner Kinder nicht manipulieren.‹ Und das ist auch völlig in Ordnung.«

Chrisch: »Und dein Prinzip, Mark, lautet, ich sage es jetzt mit Humor, ›mir doch egal, ich habe keine Lust auf nörgelnde Kinder, sie bekommen, was sie wollen‹.«

Alle lächeln.

Bella: »Es geht in diesen Konflikten also nicht um das Thema, sondern eigentlich darum, was wir für Prinzipien haben. Wir alle haben eigene Regeln und Vorlieben für das, was passiert oder passieren soll.«

Chrisch: »Also habt ihr beide Recht. Beide Prinzipien haben so etwas wie eine innere Logik und Richtigkeit, beide sind anwendbar und nachvollziehbar.«

Johanna: »Also vom Verstand, vom Denken her leuchtet mir das ein. Aber vom Gefühl her ist es so, dass ich denke, dass ich recht habe und Mark nicht.«

Chrisch: »Darum geht es auch nicht, Johanna. Die Lösung ist nicht, sich selbst vom Prinzip des anderen zu überzeugen. Oder den anderen vom eigenen Prinzip zu überzeugen. Wenn beides richtig ist, was bringt es dann, sich zu fragen, wer mehr Recht hat?«

Mark: »Ja, aber was bleibt denn dann?«

Bella: »Akzeptanz. Das ist das, was bleibt, wenn ihr beide Recht habt.«

Info: Prinzipien in Beziehungen

Wir alle haben Regeln und Grundsätze, nach denen wir uns richten, weil wir sie wichtig und richtig finden. Dagegen ist nichts einzuwenden, denn Prinzipien geben uns Orientierung und Halt. Sie sparen Zeit und Energie. Denn jedes Mal neu nachzudenken, wenn wir eine Entscheidung treffen müssen, wäre ziemlich langwierig und umständlich. Schwierig wird es, wenn wir mit Menschen zu tun haben, die andere Prinzipien als wir selbst besitzen. Meistens startet eine mitunter hitzige Diskussion darüber, wessen Prinzip wahrer, besser oder erprobter ist. In diesen Situationen können wir unzählige Argumente und Beispiele einbringen, die untermauern, wie überlegen unser eigenes Prinzip ist. Es entsteht die ewige Frage nach dem Recht haben. Die Wahrheit ist, dass wir alle Recht haben (mal mehr, mal weniger) und es eigentlich auch nicht darum geht, welches Prinzip wahrer oder besser ist. Wir sind von unseren Prinzipien überzeugt, da wir sie im Laufe unseres Lebens durch eigenes Denken und Lernen entwickelt und überprüft haben. Hinzu kommt, dass es uns Menschen schwerfällt, einmal gewonnene Überzeugungen zu verändern. Wenn es in Diskussionen oder Konflikten um Prinzipien geht, ist die Lösung also nicht irgendeine Art von absoluter Wahrheit, sondern diese Situation zu erkennen. Wenn wir begreifen, dass wir in einer Prinzipienfrage gelandet sind, ist schon viel gewonnen. Dadurch können wir beginnen, die Situation anders zu bewerten und uns selbst fragen, welche Prinzipien aufeinandertreffen. In Liebesbeziehungen geht es dann darum, die Position unseres Gegenübers zu erkennen und mit der Zeit zu lernen, diese zu akzeptieren und vielleicht sogar in Teilen zu übernehmen.

Mark: »Wie? Akzeptanz? Dann hat Johanna doch Recht?«

Chrisch seufzt.

»Mark, verbringst du einen Urlaub lieber in den Bergen oder am Meer?«

»Hm, was hat das denn jetzt damit zu tun? Aber ganz klar, die Berge!«

»Würdest du dann sagen, dass ein Urlaub am Meer schlechter ist? Oder unwahrer oder ungesund oder auf sonst eine Weise negativer?«

Mark ist nachdenklich geworden.

»Nein, eigentlich nicht. Es kommt da wohl auf die Vorlieben an.«

»Aber wer hat denn jetzt Recht? Der Mensch, der seinen Urlaub gern in den Bergen verbringt oder der Mensch, der lieber am Meer sein möchte?« Mark beginnt zu lächeln.

»Also meinst du, dass wir die ganze Zeit versuchen, uns gegenseitig vom Urlaub des anderen zu überzeugen?«

Chrisch: »Ja, im übertragenen Sinn. Die einen sind lieber in den Bergen und die anderen lieber am Wasser. Da würden wir nicht auf die Idee kommen zu fragen, wer jetzt recht hat, oder?«

Mark: »Nein, sicherlich nicht.«

»Gut. Mal angenommen, du weißt, dass du lieber in den Bergen bist und es nicht mehr darum geht, die anderen zu überzeugen, dann könntest du der anderen Seite jetzt zuhören und versuchen zu verstehen, was die anderen am Meer schätzen. Du müsstest deine Vorliebe in dieser Situation nicht aufgeben oder die andere Seite nicht von deiner überzeugen.«

Mark: »Hm, stimmt.«

Bella: »Genau das meinen wir mit Akzeptanz. Wenn du etwas akzeptierst, bedeutet das nicht, dass du übereinstimmst, eine Überzeugung übernimmst. Es bedeutet vielmehr, dein Gegenüber in seiner Haltung, seiner Meinung hinzunehmen. Es bedeutet nicht, dass du auch dieser Meinung sein musst.«

Übung: Prinzipienfragen erkennen

Unsere Prinzipien sind uns nicht immer bewusst. Im Gegenteil: Oft fällt uns gar nicht auf, dass wir über eine Prinzipien-Frage streiten. Der erste Schritt ist also, dass wir lernen, diese Situationen zu erkennen. Das kann mitunter schwer sein, während wir versuchen, mit unserem flammenden Schwert der Wahrheit unseren Weg frei zu kämpfen oder unseren vermeintlichen Gegner, unser Gegenüber niederzukämpfen. Frage dich selbst: Geht es gerade um ein Prinzip, mein Prinzip? Es ist wichtig zu verstehen, dass Ak-

zeptanz nicht bedeutet, dass wir mit einem anderen Prinzip übereinstim-
men. Es bedeutet, dass wir eine andere Sichtweise, einen anderen Stand-
punkt anerkennen, zulassen. Wenn Akzeptanz möglich ist, eröffnet sich ein
neues Gespräch, indem interessante Aspekte zum Vorschein kommen und
eine Art von Verständnis einsetzt. Versuche dich zu erinnern: Die Berge zu
lieben, bedeutet nicht, dass alle anderen, die das Meer lieben, falsch sind
oder unrecht haben. Beide Sichtweisen können nebeneinander Bestand
haben. Es geht eher darum, eine Lösung, einen Kompromiss zu finden und
ein konstruktives Gespräch zu entwickeln.

Johanna: »Das bedeutet doch dann aber, dass wir beide recht haben,
oder?«

Bella: »Ja, genau. Du hast recht mit deinem Prinzip und Mark mit seinem.
Die Frage ist, ob ihr das akzeptieren könnt, ohne die oder den anderen
verändern zu wollen.«

Mark: »Es würde auf jeden Fall dafür sorgen, dass wir darüber nicht mehr
streiten. Das fühlt sich schon entspannter an. Ich muss dann nicht mehr
so kämpfen und dagegenhalten.«

Johanna: »Ich bin da gerade nicht so schnell wie du. Vom Kopf, vom Denken her finde ich es einleuchtend und es ist bestimmt auch so, wie du
sagst. Aber gefühlsmäßig fällt mir das schwer.«

Bella: »Du könntest ein kleines Wort einfügen und schauen, wie es sich
dann anfühlt. Denn wenn es dir vom Kopf her klar ist, kann es sein, dass
deine Gefühle noch Zeit brauchen.«

Johanna: »Welches Wort denn?«

Bella: »Ich habe es gerade schon benutzt. Anstatt zu sagen, dass es dir
schwerfällt, könntest du das Wort ›noch‹ hinzufügen. Dir fällt es noch
schwer, es auch emotional anzunehmen. Probiere es mal aus.«

Johanna: »Gut … Mir fällt es noch schwer, es auch gefühlsmäßig anzunehmen … Verblüffend, es fühlt sich entspannter an und so, als könnte
ich es tatsächlich irgendwann schaffen.«

Chrisch: »Wichtig ist wirklich, dass ihr lernt, besser zu erkennen, wenn ihr in einer Prinzipien-Situation gelandet seid. Ansonsten steckt ihr schnell im Streit darüber fest, wer jetzt recht hat. Und es geht dann nicht nur um die eigene Wahrheit, sondern auch darum, euch jeweils gegenseitig vom eigenen Standpunkt zu überzeugen. Und ich wiederhole es, da es oft die Angst vor einer Art Selbstaufgabe auslöst. Es zu akzeptieren bedeutet nicht, dass ihr damit übereinstimmt oder übereinstimmen müsst.«

Bella: »Johanna, vielleicht kannst du akzeptieren, dass Mark in bestimmten Situationen mit den Kindern einfach nachgibt. Und vielleicht kannst du, Mark, akzeptieren, dass Johanna anders an die Sache herangeht.«

Chrisch: »Die Frage, die ich gern stelle, lautet: Möchtest du recht haben oder eine gute Beziehung? Beides zusammen gibt es meistens nicht.«

Bella: »Was denkt ihr, wie die Situation abgelaufen wäre, wenn ihr beide schon Akzeptanz hättet zeigen können?«

Johanna: »Auf jeden Fall hätten wir uns nicht so angemacht und uns so angefahren.«

Mark: »Ich glaube, dass ich mich dann auch viel lieber mit Johanna über das Ganze unterhalten hätte. Ich finde das nämlich ein interessantes und wichtiges Thema. Aber so wie wir darangehen, endet es eigentlich immer im Streit.«

Johanna sieht überrascht zu Mark.

»Wirklich, du würdest dich gern darüber unterhalten?«

»Ja natürlich. Ich gebe dir eigentlich auch recht. Aber es gibt Situationen, da bin ich überfordert oder habe die innere Geduld nicht, es anders zu lösen. Deshalb gehe ich dann so locker damit mit um. Ich weiß, dass es nicht gut ist, dass unsere Kinder indirekt lernen, dass sie etwas tun können, damit sie etwas bekommen. Ich mag das nicht.«

Johanna: »Das hätte ich nicht gedacht. Ich fühle mich oft so engstirnig oder als würde ich den Kleinen nichts gönnen können. Ich bin tatsächlich immer ein bisschen neidisch auf dich, dass du das kannst.«

Bella und Chrisch lächeln.

Bella: »Seht ihr, das passiert, wenn Akzeptanz da ist. Ihr könnt anfangen, euch auszutauschen, weil ihr nicht mehr um eure Position und darum streiten müsst, wer recht hat.«

Chrisch: »Gut, dann kommen wir zum zweiten Thema, das ist genauso wichtig.«

Mark: »Ich hätte nie gedacht, dass in Situationen, die so unscheinbar wirken und gleichzeitig schwierig sind, so viel stecken kann. Ich hätte nie gedacht, dass Johanna und ich bei dem Thema irgendwie neidisch aufeinander sind, wie es die oder der andere jeweils handhabt.«

Chrisch: »Schön, dann können wir euch bestimmt mit einer weiteren Sache verblüffen. Ihr habt erzählt, dass ihr alle auf der Couch wart und du vorgelesen hast, Mark.«

Johanna: »Ja, das war schön.«

Bella: »Wie kam es dazu, dass du dich entschuldigt hast, Johanna?«

»Für mich war das ein schöner Moment. Da tat es mir weh, wie es vorher in der Küche war. Ich habe es bereut und ich fand es blöd von mir, dass ich Mark so angefahren hatte.«

Bella: »Das bedeutet, dass es für dich in dieser Situation um etwas Emotionales ging und gar nicht mehr um eure Prinzipien und wer recht hat?«

»Ja, das war völlig unbedeutend in dem Moment.«

Chrisch: »Wie ging es dir damit, Mark?

»Ziemlich ähnlich. Ich fand die Situation auch schön und habe mich über mich selbst geärgert, dass ich so aus der Haut gefahren bin. Ich fand das kurze Zeit später schon unangemessen. Und als Johanna sich entschuldigt hat, tat das einfach gut. Ich hatte die ganze Zeit Angst, dass es angespannt bleibt und als sie sich entschuldigt hat, war ich richtig erleichtert. Gar nicht so sehr wegen der Entschuldigung. Für mich war es eher das Zeichen, dass der Tag harmonischer verlaufen wird.«

Bella: »Hast du diese Gefühle öfter, Mark? Also, dass du nicht weißt, in welcher Stimmung Johanna ist und wie der Tag laufen wird?«

»Wenn ich ehrlich bin, ist es die meiste Zeit so. Ich warte förmlich darauf, dass ich einen Fehler mache und wir streiten.«

Chrisch: »Hm, das muss ziemlich belastend sein. Was tust du dann, wie gehst du damit um?«

»Gute Frage … Ich würde sagen, dass ich abtauche. Ein Teil von mir tut dann so, als wäre er nicht da. Und ich versuche, so gut wie möglich Fehler zu vermeiden.«

»Warum tust du das?«

»Weil ich möchte, dass wir nicht streiten. Ich versuche alles, damit es Johanna gut geht.«

Chrisch: »Wie geht es dir damit, Johanna, wenn du das hörst?«

»Ich weiß nicht, was ich sagen soll. Das klingt absolut schrecklich für mich. Ich bin wohl wirklich eine schreckliche Person geworden. Es klingt so, als hätte Mark ständig Angst vor mir.«

Mark seufzt und hat Tränen in den Augen.

Mark: »Ich hätte es nie so formuliert, aber es stimmt. Ich habe Angst davor, dass du schlechte Laune wegen mir hast und wir dann streiten.«

Johanna schaut erschrocken und hat auch Tränen in den Augen.

Info: Sich entschuldigen können

Weil wir uns nah sind, gibt es in Beziehungen häufig Kränkungen, Verletzungen, Anspannung und Stress. Oft ist uns nicht bewusst, was wir für Gefühle bei unserem Gegenüber auslösen. Gerade in angespannten Beziehungssituationen geht es um Angst und die Vermeidung von bestimmten Situationen, ohne dass uns klar ist, wie belastend das für uns und unser Gegenüber ist. Deshalb ist es wichtig, dass wir lernen, uns zu entschuldigen. Das ist ähnlich wie bei der Prinzipien-Frage. Es geht nicht darum, dass wir uns nur dann entschuldigen, wenn wir bewiesenermaßen etwas falsch gemacht haben. Es geht vielmehr darum, dass wir lernen, uns zu entschuldigen, um die emotionale Lage wieder zu entspannen. Unabhängig davon, wer sie verursacht hat. Vielen von uns fällt das zu Beginn sehr schwer, weil wir in unserer Kindheit gelernt haben, dass wir uns entschuldigen müssen, weil wir etwas falsch, etwas Unrechtes getan haben (das Schuld-Prinzip) und die Erwachsenen immer ›recht haben‹. Sich zu entschuldigen ist also häufig in unserem Erleben nicht etwas Freiwilliges, sondern etwas, das von uns erwartet wird. Dagegen haben wir zu Recht Widerstände. In einer gesunden erwachsenen Beziehung bedeutet sich zu entschuldigen, emotional Verantwortung dafür zu übernehmen, wie die Stimmung in unserer Beziehung ist. Eine Entschuldigung signalisiert: Mir ist es wichtiger, wie es dir geht und nicht, wer Recht oder Schuld hat.

Johanna: »Das ist ja schrecklich. Mir war nicht klar, wie sehr ich dich unter Druck setze und dass du dich quasi abstellst.«
Chrisch: »Es wirkt fast so, als würde Mark versuchen, nicht mehr Mark zu sein, um Streitigkeiten zu vermeiden.«
Mark: »Ja, oft fühlt es sich so an. Ich habe es auch schon häufig gedacht.«
Johanna: »Das wusste ich nicht. Das tut mir sehr leid. Ich weiß, dass ich sagen darf, wenn mir etwas nicht passt. Aber anscheinend habe ich dabei übertrieben.«
Sie sieht Mark in die Augen.
Johanna: »Ich weiß nicht, wie ich es sagen kann. Aber ich möchte, dass du in meiner Nähe du selbst sein kannst und dich sicher fühlst.«
Mark lässt den Kopf hängen.
»Aber so ist es nicht. Ich weiß nicht mehr richtig, wer ich bin. Manchmal kann ich es noch fühlen, aber in unserer Beziehung ist es nicht mehr da. Da versuche ich nur noch, es dir recht zu machen, ohne mich zu fragen, wo ich da Platz habe.«
Bella: »Und seht ihr, das ist eine echte Gefahr für eure Beziehung. Die Gefahr ist nicht, wer recht hat oder Schuld ist, sondern dass ihr wahrscheinlich beide das Gefühl habt, nicht da sein zu dürfen. Vielleicht, weil das Stress bedeutet oder ihr keine Lust mehr habt, bewertet zu werden. Oder weil ihr nur noch versucht, Dinge zu tun, die eigentlich nichts mit euch selbst zu tun haben. Und das Verrückte ist, dass ihr das macht, um eure Beziehung zu schützen.«

Chrisch: »Am Ende führt das genau zu dem, was ihr eigentlich verhindern wollt. Es ist, als wolltet ihr verhindern, einen Auto-Unfall zu verursachen und dadurch am Ende gestresst, verkrampft und quasi blind für den Rest seid und genau dadurch ein Unfall geschieht.«
Alle schweigen für einen Moment. Johanna seufzt.
»Wie kann das sein? Im Kern verstehe ich direkt, was ihr meint. Bestimmt nicht alles und sofort, aber das, worum es vom Prinzip her geht, schon. Ich will das so nicht. Ich habe auch Angst und verstecke mich. Und zu hören, dass Mark das Gleiche macht, ist gruselig.

Übung: Sich entschuldigen können

Wir alle nehmen genau wahr, was in Beziehungen geschieht. Es kommt vor, dass wir bei unserem Gegenüber negative Gefühle erzeugen. Für viele von uns bedeutet das, dass wir dann ein schlechtes Gewissen haben und uns unwohl fühlen. Unsere Lösung, nach der Schuld zu suchen oder Recht zu haben, verstärkt die negativen Gefühle bei unserem Gegenüber aber nur. Es fällt uns schwer, das Ganze zu uns zu nehmen. Vielleicht haben wir Angst oder schämen uns und aus diesem Impuls heraus, versuchen wir die Angelegenheit von uns wegzuschieben. Aber machen wir uns klar: In einer Situation, in der sich unser Gegenüber durch uns, durch unser Verhalten nicht mehr wohl, gekränkt und verletzt fühlt, führt die Suche nach der Schuld oder der Frage, wer mehr Recht hat, nur noch zu mehr unguten und negativen Gefühlen. Wir verstärken damit die bereits vorhandenen Gefühle. Und das sorgt am Ende für noch mehr Distanz, Streit und angespannte Situationen. Deshalb ist es so wichtig, sich entschuldigen zu können. Dabei ist es völlig unwichtig, wer die Situation verursacht hat oder tatsächlich Recht hat. ›Es tut mir leid. Ich wollte dir kein schlechtes Gefühl machen oder dich verletzten.‹ Klingt ganz einfach, ist für viele aber ein riesiger Schatten, über den sie kaum springen können. Eine Entschuldigung signalisiert, dass es uns wichtig ist, wie es unserem Gegenüber geht. Es zeigt, dass wir die emotionale Verantwortung (mit)übernehmen, indem wir unabhängig von Recht oder Schuld zeigen, dass es uns wichtig ist, wie sich unser Gegenüber fühlt. Unser Rat an dieser Stelle lautet: üben, üben, üben. Probiere es aus, trainiere es, spring über deinen Schatten – es wird deine Beziehung sehr viel mehr verbessern, als Recht zu haben.

Chrisch: »Für heute ist wieder einmal die Zeit um. Das war eine sehr intensive Sitzung mit vielen wichtigen Aspekten und Themen. Bitte lasst euch Zeit beim Verarbeiten. Wenn ihr könnt, übt euch zu entschuldigen.«
Mark sieht auf.
»Heute fällt es mir schwer, die Sitzung zu beenden. Ich würde tatsächlich gern weiter machen, weil ich denke, dass das alles sehr wichtig und bedeutsam ist.«
Bella: »Das ist es mit Sicherheit. Weißt du, Mark, wir haben euch heute zu diesen Punkten geführt. Vielleicht kannst du darauf vertrauen, dass uns das wieder gelingt. Ja, die Zeit heute ist um, aber ich weiß auch, dass diese Themen viel Zeit und häufige Wiederholungen benötigen. Auch wenn wir heute mehr Zeit hätten, müsstet ihr es euch dennoch in Zukunft immer wieder vor Augen führen und üben. Und das ist auch mein Tipp. Versucht eine Kleinigkeit, einen kleinen Teil von dem umzusetzen, was wir heute besprochen haben. Das wäre in eurer Situation schon ein großer Fortschritt.«
Johanna und Mark nicken, sehen sich an und stehen auf. Johanna geht einen Schritt auf Mark zu.
»Ich kann erst mal nur sagen, dass es mir leidtut ... Und dass ich dich gern umarmen würde.«
Mark lächelt.
»Umarmungen gehen immer.«

Interview

Neugier: »Wenn das so weiter geht, werde ich noch ein richtiger Fan von Paartherapie.«

Chrisch: »Ja, warum auch nicht? Sind doch coole Sachen, die hier zur Sprache kommen.«

Neugier: »Ich habe mich heute oft dabei ertappt, dass ich innerlich wieder bei meiner Beziehung gelandet bin. Also, ich war sozusagen öfter weg bei mir und meinen Angelegenheiten.«

Bella: »Das ist doch schön. Dafür ist diese Arbeit doch auch da.«

Neugier: »Na ja, eigentlich bin ich hier, um zu beobachten und dann schlaue Fragen zu stellen.«

Chrisch: »Ja, aber es ist doch gut, wenn du auch etwas für dich mitnimmst.«

Neugier: »Mir ist heute aufgefallen, dass es in den Sitzungen nie um das geht, was ich eigentlich erwarten würde. Macht ihr das mit Absicht, ist das eine Art Plan?«

Chrisch: »Ich verstehe schon, was du meinst. Aber nein, wir verfolgen da keine Strategie im eigentlichen Sinne. Es geht nicht darum zu überraschen, auch wenn es den Anschein macht, als würde es um diesen Effekt gehen.«

Bella: »Es ist schon so, dass es überwiegend um bestimmte Themen geht. Aber wann etwas zur Sprache kommt, wann es um einen bestimmten Zusammenhang geht, steht nicht fest.«

Chrisch: »Ich könnte es mit einer Metapher versuchen. Also angenommen, wir wollen von Punkt A zu Punkt zu B. Dann gibt es sprichwörtlich unendlich viele Wege zwischen diesen Punkten. Da gibt es keine festgelegte Route. Wir sind geübte Fahrer mit einem großen Schatz an Erfahrung und Fähigkeiten. Diese setzen wir für diese Reise ein.«

Bella: »Wir alle sind in Beziehungen oft einfach in so einer Art Autopiloten-Modus. Unsere Aufgabe ist es, Paare wieder aus diesem Modus zu holen und mit ihnen gemeinsam die wichtigen Themen zu finden und anzugehen.«

Neugier: »Das führt direkt zu meiner nächsten Frage. Woher wisst ihr, was diese Themen sind? Denn das verblüfft mich die ganze Zeit. Also, es scheint um ein bestimmtes Thema zu gehen und ich denke dann alles klar, darum geht es. Und am Ende kommt etwas heraus, von dem ich nie gedacht hätte, dass es damit zu tun hat.«

Bella: »Ich würde sagen, dass alles zusammenfließt. Die Arbeit, die wir mit uns selbst machen als Paar, die vielen Bücher, die wir gelesen haben, die vielen Ausbildungen und auch die Erfahrung, die wir mit all den Paaren bereits als Therapeuten gesammelt haben.«

Chrisch: »Ich möchte das Ganze um einen Aspekt erweitern, nämlich die Unwissenheit. Uns wird eigentlich nie vermittelt, wie Beziehungen wirklich funktionieren oder was für uns als Menschen in Beziehungen wichtig ist. Eigentlich sollte es ein eigenes Schulfach und viel mehr gute Informationen darüber geben. Tatsächlich wird uns allen aber häufig nur ein romantisiertes und sexualisiertes Bild von Liebes-Beziehungen vermittelt. Da geht es um den Verkauf von etwas und nicht darum, uns schlauer oder fähiger zu machen.«

Neugier: »Das klingt aber sehr groß.«

Chrisch: »Na ja, ist es doch auch. Die ganze Menschheit basiert auf diesen Beziehungen, es ist das Fundament unserer Existenz.«

Neugier: »Einerseits schon, andererseits habe ich es noch nie so gesehen. Eine letzte Frage, was denkt ihr über die beiden?«

Bella: »Ich denke, dass es gut läuft. Beide sind jetzt in einer typischen Zwischenphase, die mitunter lang anhalten kann. Es wird Situationen geben, in denen etwas Gutes passiert und solche, in denen es richtig schief geht.«

Chrisch: »Typischerweise ist das wie eine Art Pendel. Es geht hin und her zwischen Zuversicht und Wohlgefühl und Konflikten und Frustrationen.«

Die Last mit der Lust

Nach dem Abendbrot setzt das übliche Ritual ein. Johanna schnappt sich die Kinder, um sie ins Bett zu bringen. Bevor sie aus der Küche verschwindet, ruft Mark ihr noch hinterher.

»Schatz, meinst du, wir können nachher noch ein wenig Zeit miteinander verbringen?«

Johanna bleibt stehen, dreht sich um und lächelt ihn an.

»Aber klar, gern.«

Sie dreht sich wieder um und geht mit den Kindern nach oben. Mark räumt die Küche auf, belädt die Spülmaschine, wischt die Flächen und bringt den Müll nach draußen. Als alles erledigt ist, geht er zur Couch und setzt sich. Der Tag war gut, aber auch anstrengend. Er gähnt und macht es sich mit einer Decke auf der Couch gemütlich. Er sieht aus dem Fenster und spürt, dass er Johanna vermisst. ›Vielleicht gibt's heute ja mal ein bisschen kuscheln. Ist ja wieder ewig her.‹ Mit der Zeit wird Mark immer müder. Irgendwann sieht er resigniert auf die Uhr, steht auf und geht ins Schlafzimmer. ›Johanna ist bestimmt wie immer bei den Kindern eingeschlafen. Das wird heute nichts mehr.‹ Er macht sich bettfertig und geht schlafen.

Am nächsten Morgen wachen beide zeitgleich auf. Mark hat nicht mitbekommen, wann Johanna ins Bett gekommen ist. Sie rutscht zu ihm herüber und gibt ihm einen Kuss auf die Wange.

»Guten Morgen, … Tut mir leid wegen gestern Abend.«

Mark guckt traurig, steht wortlos auf und beginnt sich anzuziehen.

Johanna schlüpft in ihren Bademantel und sieht ihn fragend an.

»Was ist los?«

Mark hält inne und sieht sie an.

»Ich bin frustriert. Ich habe dich gestern echt vermisst. Es ist ja nicht das erste Mal, dass wir eigentlich noch den Abend zusammen verbringen wollten und du bei den Kindern einschläfst. Ich hätte dich gern noch bei mir gehabt. Mir kommt es so vor, als würde gar nichts mehr zwischen uns laufen.«

Johanna sieht aus dem Fenster und zieht den Gürtel ihres Bademantels noch etwas enger zu. Sie spürt die altbekannte Wut in sich aufsteigen, atmet ein paar Mal tief durch und wendet sich Mark zu.

»Komisch, ich fühle mich sofort schuldig. Und da ist diese Wut, mit der ich mich wieder streiten will.«

Mark legt ein wenig den Kopf schief.

»Und?«

»Wir sollten das mit Bella und Chrisch besprechen, bevor wir unsere alten Streitgespräche anfangen. Was meinst du?«

Mark atmet erleichtert auf und spürt, wie angespannt er schon wieder war.

»Das ist eine großartige Idee.«

»Meinst du das ernst oder machst du dich über mich lustig?«

»Nein, überhaupt nicht, ich meine das absolut ernst. Es ist eine wirklich gute Idee. Ich habe gerade selbst gespürt, dass diese Situation auch voll in die Hose hätte gehen können.«

Johanna lächelt. Mark geht auf sie zu.

»Drückerchen?«

Beide umarmen sich einen Moment, bis lautes Getöses aus einem der Kinderzimmer zu hören ist.

Paartherapie: Wo ist sie nur hin, die Sexualität

Bella: »Hallo, ihr beiden. Wie geht es euch?«

Mark: »An sich ziemlich gut. Wir verstehen uns besser, gehen gut miteinander um, mit den Kindern läuft es viel harmonischer ...«

Johanna: »Da stimme ich zu. Das läuft alles prima. Manchmal sogar so gut wie nie zuvor.«

Chrisch: »Das freut uns, sehr sogar. Umso mehr freuen wir uns, dass wir heute über ein wichtiges Thema sprechen. Bella und ich hatten uns schon gefragt, ob es noch kommt. Es hat bisher gefehlt. Ihr habt uns ja schon per E-Mail geschrieben, was ihr heute auf dem Herzen habt.«

Mark: »Wieso gefehlt?«

Bella: »Viele Paare kommen zu uns und erzählen, dass sie ein Problem mit ihrer Kommunikation haben. Sie haben aber auch mit dem Thema, das ihr heute mitbringt, ein Problem. Das wird aber eher selten angesprochen.«

Johanna: »Nur, um sicher zu gehen, dass ich mitkomme. Wir sprechen heute doch über …«

Chrisch: »Ganz richtig, über Sex. Wie läuft es denn mit eurer Sexualität?«

Beide werden ein wenig verlegen und schauen sich unsicher an.

Bella: »Hier ist es absolut sicher, um darüber zu sprechen, auch wenn es zu Anfang etwas schwer ist.«

Mark gibt sich einen Ruck.

»Dann fange ich mal an. Bei uns läuft nicht mehr viel. Manchmal Monate gar nichts.«

Chrisch: »Mit was laufen meinst du Sex. Also Geschlechtsverkehr mit Orgasmus?«

Mark wird rot im Gesicht und lacht.

»Hui, mein Gott, ja … Da ist gerade für mich wie in der Schule. Obwohl wir alle hier erwachsene Menschen mit Erfahrungen sind. Aber ja, Chrisch, genau das meine ich.«

Bella: »Wie geht es dir damit?«

Mark: »Unterschiedlich. Manchmal macht es mich traurig und ich sehne mich sehr danach. Oft zweifle ich aber auch. An mir. Dann denke ich, dass Johanna mich nicht mehr attraktiv findet. Das tut weh und ich fühle mich wertlos und zurückgewiesen. Und es verunsichert mich, beziehungsweise macht es mir Angst, weil ich nicht weiß, was das für unsere Beziehung bedeutet. Eine Beziehung ohne Sex ist doch keine Beziehung mehr, oder?«

Chrisch: »Das sind viele verschiedene Gefühle, die du sehr klar auf den Punkt gebracht hast. Das fällt dir bestimmt nicht leicht. Zu deiner Frage, beziehungsweise deiner Angst kommen wir gleich.«

Bella: »Vorher holen wir jetzt noch Johanna dazu.«

Diese schreckt ein wenig hoch, nachdem sie die ganze Zeit still dagesessen hat.

Johanna: »Ja, ich?«

Bella: »Wie geht es dir mit eurer Sexualität?«

»Mark hat recht. Miteinander schlafen? Das passiert nicht mehr so oft. Ich finde aber schon, dass wir uns noch berühren, in den Arm nehmen, uns einen Kuss geben. Aber Sex haben wir sehr viel seltener, seit die Kinder da sind.«

Chrisch: »Und wie sind deine Gefühle dazu?«

»Ich fühle mich überwiegend schuldig. Irgendwie bin ich schuld, dass der Sex nicht da ist. Ich spüre und bemerke schon, dass Mark Lust hat. Aber für mich geht das dann meistens nicht. Weil die Kinder da sind oder ich müde und kraftlos wegen der Kinder bin. Irgendwie sind die Kleinen überall und dann kann ich überhaupt nicht an Sex denken. Aber er fehlt mir auch hin und wieder. Und dann geht es in eine ähnliche Richtung wie bei Mark. Ist das normal? Bedeutet es etwas? Und dann ist da schon die Angst, nein, fast die Gewissheit, dass Mark mich wegen des Sexthemas verlassen wird.«

Johanna schießen Tränen in die Augen.

Bella: »Das hast du auch sehr gut auf den Punkt gebracht. Das setzt dich sehr unter Druck, oder?«

Johanna nickt.

Chrisch: »Ich würde gern über zwei Themen sprechen. Was denkst du, Bella?«

Bella: »Ja, wir sollten über beide Aspekte sprechen. Dann fange ich mal an?«

Sie sieht fragend zu Chrisch, der lächelt und nickt.

Bella: »Also, ihr beiden. Der eine Aspekt ist eben schon ein wenig bei Johanna angeklungen. Was würdet ihr sagen, wie eure Sexualität vor den Kindern war?«

Johanna lächelt.

»Also, ich fand sie ziemlich gut. Vor Mark war mir nicht klar, dass ich gern Kinder haben möchte. Erst durch unsere Nähe und auch vor allem durch unsere Sexualität hat sich das verändert.«

Mark sieht erleichtert zu Johanna.

»Für mich war es auch so. Vor den Kindern fand ich unseren Sex ziemlich schön. Gar nicht so sehr wegen der Dinge, die wir im Bett gemacht haben, sondern wegen der Gefühle. Die kannte ich so nicht. Und deshalb ist mein Kinderwunsch eigentlich auch erst durch die Sexualität und Nähe mit Johanna entstanden.«

Chrisch: »Das klingt sehr schön.«

Bella: »Gut, dann seht ihr einfach den Wald vor lauter Bäumen noch nicht.«

Johanna: »Welchen Wald und welche Bäume?«

Bella: »Wenn der Sex für euch beide vor den Kindern so schön war und er jetzt einfach kaum mehr da ist, was ist denn jetzt anders?«

Mark: »Ich stehe irgendwie auf dem Schlauch.«

Bella und Chrisch lachen.

Bella: »Ihr habt es beide schon gesagt. Ihr habt kein Sexproblem, sondern ein Kinderproblem. Es liegt an euren Kindern, dass ihr keinen Sex habt. Und nicht an euren Gefühlen oder eurer Attraktivität füreinander oder eurer Liebe.«

Info: Sexualität als Eltern

Bevor wir Eltern werden, ist uns nicht bewusst, wie sehr uns unsere Kinder einschränken und wie viel sie uns abverlangen. Wir fühlen uns wohl miteinander und projizieren dieses Wohlgefühl in die Zukunft. Mit der Idee, dass dieses Wohlgefühl fortbesteht, auch oder gerade mit unseren Kindern.

Dabei können wir noch nicht wissen, in welch erheblichem Umfang diese Einschränkungen auf uns einwirken und wie viel uns abverlangt wird. Die Sexualität von Paaren verändert sich meistens radikal, wenn Kinder auf die Welt kommen. Denn, wenn sie da sind, brauchen sie alles von uns. Unsere gesamte Aufmerksamkeit, Zeit und Energie. Auf der einen Seite ist das natürlich und normal. Andererseits bedeutet es aber auch, dass es ganz natürlich ist, dass wir unsere Sexualität nicht leben können. Meistens für eine längere Zeit. Viele Paare sind dadurch verunsichert und oft auch frustriert. Die Erfahrung zeigt, dass unsere Sexualität schrittweise zurückkehrt, wenn unsere Kinder größer werden. Allerdings kann das ein Prozess von Jahren sein.

Johanna: »Ihr habt schon Recht, aber das klingt irgendwie gemein.«

Chrisch: »So ist es nicht gemeint, Johanna. Für die meisten Paare entsteht sexuelle Spannung über einen bestimmten Zeitraum hinweg. Das können eine Woche, ein Tag oder nur wenige Minuten sein. Es beginnt an irgendeiner Stelle und baut sich dann wie eine wachsende Welle auf. Jede weitere Handlung zwischen zwei Menschen, die Lust aufeinander haben, lässt die Welle weiter anwachsen. Bis sie ihren sprichwörtlichen Höhepunkt erreicht. Kinder stören diese Handlungen. Die Welle beginnt zu entstehen, aber durch eure Kinder gibt es immer wieder Unterbrechungen.«

Mark lacht.

»Jetzt sehe ich die Bäume und den Wald. Dass die Kinder unsere Sexualität stören, ist gar nicht abfällig gemeint oder eine Art Schuldzuweisung. Es ist eine recht neutrale Beschreibung unserer Umstände, richtig?«

Johanna: »So wie du es sagst, Mark, hilft es mir. Auch wenn es schade ist, dass es so ist, aber es beruhigt mich auch.«

Bella: »Es ist ganz normal, dass es euch so geht. Wenn Kinder kommen, verändert sich die Sexualität …«

Chrisch: »Verändern klingt so positiv. Ich würde sagen, das ist wie eine Vollbremsung aus voller Fahrt ohne Airbags im Auto.«

Alle lachen.

Bella: »Für euch bedeutet das, auch an dieser Stelle zu erkennen, dass ihr in einem Boot sitzt. Fangt an, über eure Gefühle zu sprechen, wenn es um dieses Thema geht. Ihr könnt das ja schon viel besser. Wie war es, als ihr euch heute zugehört habt?«

Johanna: »Ich war sehr berührt davon. Vor lauter Schuldgefühlen habe ich nicht gesehen, wie es Mark deswegen geht.«

Mark: »Genauso bei mir. Ich habe innerlich aufgeatmet. Ich hatte bisher das Gefühl, dass du vor mir fliehst, mich nicht mehr haben willst und mich unattraktiv findest. Ich wusste nicht, dass du Angst hattest, dass ich dich verlassen würde. Ich dachte, für dich wäre ja alles prima so.«

Johanna: »Das mit dem Fliehen liegt eigentlich nicht an dir, sondern daran, dass ich innerlich keinen Raum dafür habe und mich auch schnell schuldig und verantwortlich fühle. Für mich geht es auch nur, wenn die Kinder nicht da sind. Und wann sind die mal nicht da?«

Mark: »Ich habe es wohl mal wieder viel zu persönlich genommen. Vielleicht bin ich auch nicht ganz unbeteiligt daran, dass du dich schuldig fühlst.«

Er sieht ernst zu Bella.

»Du hast Recht, wir müssen viel mehr darüber sprechen. Ich denke, dass wir uns gegenseitig helfen können, wenn wir darüber reden. Das lindert bestimmt die Schuldgefühle und die Ängste.«

Chrisch: »Gut, kommen wir zum zweiten Punkt.«

Johanna und Mark schnaufen ein wenig.

Chrisch: »Keine Sorge, so viel ist es für heute nicht mehr. Mir ist nur wichtig, euch an dieser Stelle ein wenig die Augen zu öffnen.«

Mark: »Jetzt bin ich gespannt.«

Chrisch: »Aus unserer Sicht geht es in einer Liebesbeziehung sehr viel um Intimität. Emotional, geistig und eben auch körperlich. Die meisten denken bei körperlicher Intimität direkt an Sex. Für uns als Therapeuten ist Sex allerdings nur ein Teil körperlicher Intimität. Eigentlich sogar nur ein ziemlich kleiner Teil. Für uns ist körperliche Intimität ganz nüchtern gesehen alles, was mit unserem Körper zu tun hat. Also Umarmungen, Kuscheln, Händchenhalten, kleine Berührungen und so weiter. Das Problem ist, das viele Paare diese Punkte vermischen. Einer Person fehlt der Sex, sodass das Verlangen danach im Grunde genommen die gesamte Intimität infiziert. Kuscheln ist dann schwierig, weil es ja zu Sex werden könnte. Küssen ist schwierig, weil es ja zu Sex werden könnte. Umarmungen sind schwierig, weil sie ja zu Sex werden könnten ...«

Johanna: »Ist das der Grund, warum ich mich vielleicht öfter mal verfolgt fühle? Wenn wir kuscheln, kann ich oft förmlich spüren, dass Mark gern möchte, dass mehr daraus wird.«

Chrisch: »Genau darum geht es. Aber ich möchte euch bitten, es vielmehr zu verstehen als es zu bewerten. Das sind meistens Prozesse, die sehr unbewusst ablaufen.«

Mark: »Hm. Irgendwie schäme ich mich. Aber ich gebe euch Recht. Für mich ist das oft im Hinterkopf. Ich hoffe dann die ganze Zeit, dass es mehr wird.«

Bella: »Eigentlich ist das doch für euch beide eine schöne Sache. Du hast Lust auf Johanna. Das bedeutet, dass du sie liebst und ihr nah sein möchtest. Schwierig wird es nur, wenn du diese Lust praktisch überall versteckst oder hoffst, dass aus alltäglicher Zärtlichkeit mehr wird. Das führt dann zu diesen Gefühlen von Verfolgung und Vermeidung.«

Johanna: »Wir besprechen hier gerade Sachen, für die ich sonst nie Worte gefunden hätte.«

Sie dreht sich zu Mark.

»Schatz, ich will dich. Und manchmal habe ich auch Lust auf dich. Aber so wie es mit den Kindern ist, geht es oft einfach nicht. Und wenn ich ehrlich bin, will ich viel mehr von dieser körperlichen Intimität als Sex im Moment. Aber wenn ich das sage, habe ich sofort Angst, dass du mich verlässt.«

Marks Augen füllen sich Tränen. Er nimmt Johannas Hand.

»Aber Johanna … Ich liebe dich. Ich verlasse dich nicht, weil wir wenig Sex haben. So wie Bella und Chrisch mit uns darüber sprechen, habe ich schon das Gefühl, dass es irgendwann wieder besser wird.«

Chrisch: »Genau. Das alles ist meistens viel eher eine Frage der Geduld und des langen Atems. Deswegen würden wir euch gern einen Vorschlag machen an dieser Stelle.«

Johanna lächelt.

»Einen Vorschlag? Nur her damit!«

Chrisch: »Was haltet ihr davon, eine bestimmte Zeit bewusst auf Sex zu verzichten? Wie eine Vereinbarung. Ihr könntet fürs Erste sagen, dass ihr in den nächsten vier Wochen keinen Sex habt. Einfach als Anfang. Dann könnt ihr gucken, wie es euch damit geht. Die meisten Paare steigern ihre körperliche Intimität enorm mit so einer Vereinbarung. Vieles wird entspannter und wieder natürlicher.«

Johanna: »Das klingt sehr interessant.«

Mark sieht bedrückt aus.

Johanna: »Was ist los? Meinst du das geht nicht für dich?«

Mark: »Doch, ich möchte das. Aber was ist denn, wenn ich dann mittendrin Lust bekomme? Dann mache ich doch alles kaputt.«

Bella: »Nein, auf keinen Fall machst du etwas kaputt. Auch wenn es komisch klingt, aber wenn du Lust bekommst, ist das doch wie eine Liebeserklärung. Es geht darum, wie ihr damit gemeinsam umgeht. Lust ist ein sehr starkes Gefühl. Ihr könnt dann erst mal schauen, was dir hilft, nicht so frustriert zu sein.«

Mark: »Aber was soll das sein?«

Chrisch: »Das wissen wir nicht. Da findet jedes Paar seinen eigenen Weg. Wir können euch an dieser Stelle nur einladen, es auszuprobieren.«

Johanna: »Das klingt gut für mich. Also ich würde das gern vereinbaren und dann zusammen mit dir schauen, wie wir es schaffen, damit umzugehen.«

Mark: »Das möchte ich auch. Ich habe aber Angst, dass du dich über mich lustig machst oder sauer auf mich bist, wenn ich Lust bekomme.«

Johanna lächelt.

»Das werde ich nicht. Denn Bella hat eben etwas sehr Schönes gesagt.«

Mark: »Was denn?«

»Sie hat gesagt, dass das eine Art Liebeserklärung ist. Das ist eine ganz andere Sichtweise darauf, die ich viel besser finde. In mir ist dann eine Art liebevolles Lächeln oder Schmunzeln … Wir schaffen das schon, vertrau mir.«

Chrisch: »Die Zeit ist schon wieder um. Halten wir es noch einmal fest. Ihr vereinbart, für die nächsten vier Wochen keinen Sex zu haben. Und ihr schaut, wie es euch damit geht und ob es etwas verändert. Ich schlage vor, dass wir uns in zwei Wochen wiedersehen, dann können wir es gemeinsam auswerten. Was denkt ihr?«

Johanna lächelt und Mark nickt.

»Abgemacht.«

Info: Körperliche Intimität

Wenn es um Intimität in einer Liebesbeziehung geht, denken die meisten von uns an Sex. Also an Geschlechtsverkehr, dessen Ziel ein Orgasmus ist. Wir möchten an dieser Stelle deutlich machen, dass Sex nur eine Spielart körperlicher Intimität ist. Körperliche Intimität ist wesentlich mehr als nur Sex. Zu ihr gehören:

- *Kuscheln*
- *Küssen*
- *Händchenhalten*
- *Umarmungen*
- *sanfte Berührungen*
- *andere liebevolle Berührungen*
- *zusammen einschlafen und aufwachen*
- *und vieles mehr*

Wenn der Sex zu kurz kommt, neigen wir dazu, auch die anderen Aspekte körperlicher Intimität zu vernachlässigen. Oder aber körperliche Intimität wird nur (noch) als Mittel zum Zweck gesehen. Zum Beispiel wird zusammen zu kuscheln dann als eine Möglichkeit gesehen, die vielleicht doch zu Sex führt. Wir sagen dann, dass körperliche Intimität sexualisiert wird, weil sie mit dem ständigen Versuch verbunden wird, dass es doch zum Sex kommt. In solchen Fällen kann es sinnvoll sein, Sexualität und körperliche Intimität zu trennen, um die Situation zu entspannen. Ein Paar kann an dieser Stelle vereinbaren, eine Zeit lang auf sexuelle Intimität zu verzichten, um dafür die körperliche Intimität wieder zu erhöhen und ohne Hintergedanken zu genießen.

Interview

Neugier: »Ihr seid dieses Thema ganz anders angegangen. Ich hatte erwartet, dass es mehr darum geht, dass die beiden wieder mehr Sex haben.«

Chrisch: »So nach dem Motto hier sind die zehn besten Tipps, um Sex zu haben?«

Neugier: »Ja, genau. Eure Herangehensweise heute war viel ehrlicher und natürlicher.«

Bella: »Eigentlich ist das Sex-Thema ein schönes Thema, wenn es nicht nur darum geht, dass er irgendwie da sein muss.«

Chrisch: »Häufig geht es eher um Regulation.«

Neugier: »Regulation?«

Chrisch: »Lust zu haben ist ein starkes Gefühl. Es kann sehr schwierig sein, dieses Gefühl zu steuern oder zu beeinflussen. Da liegt es uns eigentlich immer näher, irgendwie einen Weg zu finden, es zu bekommen, es auszuleben.«

Bella: »Und wenn wir es nicht bekommen, sind wir meistens sehr frustriert, wütend oder auch traurig.«

Neugier: »Ich habe während der Sitzung ganz oft gedacht, dass sie einfach nur mehr über alles reden müssten.«

Bella: »Da hast du nicht ganz unrecht. Wir sollten alle mehr miteinander sprechen, auch über das Thema Sexualität. Aber manchmal ist das eben auch nicht so ganz einfach.«

Neugier: »Wieso nicht?«

Bella: »Für viele Menschen ist es schwer, über intime Dinge zu sprechen. Da meldet sich gern mal die Scham oder die Angst vor Zurückweisung. Eine Moderation und Begleitung helfen hier erheblich.«

Chrisch: »Was denkst du über unsere Haltung zu körperlicher Intimität und Sex?«

Neugier: »Bis heute habe ich gedacht, dass Sex das Größte und Wichtigste in einer Beziehung ist und wenn er nicht mehr oder zu wenig vorhanden ist, eine Beziehung auch zu Ende ist. Mit eurer Herangehensweise wird es viel sinnvoller. Sex ist nur ein Teil körperlicher Intimität und nicht andersherum.«

Bella: »Wir haben den beiden heute vor Augen geführt, dass sie kein Sex-Problem, sondern ein Kinder-Problem haben.«

Neugier: »Inhaltlich habe ich es sofort verstanden. Mir hat die etwas provokante Formulierung gefallen. Auf diese Weise entsteht sogar ein wenig Humor.«

Chrisch: »Ich bin gespannt, was die beiden in zwei Wochen berichten und ob die Verabredung zu keinem Sex etwas bewirkt hat.«

Komm ein bisschen näher

Zwei Tage später bittet Mark Johanna wieder darum, abends noch zu ihm auf die Couch zu kommen. Nachdem sie mit den Kindern nach oben gegangen ist, dauert es nicht lange und Mark hört, wie sie die Treppe wieder herunter kommt.

Er seufzt erleichtert. »Hey, du kannst dir gar nicht vorstellen, wie sehr ich mich gerade freue.«

Mark hebt die Decke mit einem Lächeln, sodass sich Johanna zu ihm legen kann.

»Ja, fühlt sich gut an, nicht wieder mit den Kindern einzuschlafen.«

Beide kuscheln sich aneinander und schweigen.

Mark döst ein wenig ein, bis er Johanna kichern hört.

»Hm, was ist denn?«

Johanna: »Da ist sie ja, die Liebeserklärung.«

Zuerst ist Mark verwirrt und dann begreift er, was los ist.

»Ja, ähm … Was soll ich sagen … Mein kleiner Freund will anscheinend mal Hallo sagen.«

Beide kichern ein wenig.

Johanna: »Kannst du das denn aushalten?«

Mark: »Ist ehrlich gesagt gar nicht so einfach. Aber wir haben ja unsere Verabredung und das hilft mir. Es ist voll schön, hier mit dir zu sein. Aber stört dich das nicht? Sollen wir lieber aufstehen?«

Johanna: »Nein, nein, das ist doch unsere Aufgabe. War doch klar, dass es nicht so einfach wird. Ich habe sofort mein schlechtes Gewissen am Start, weil ich denke, dass ich dir etwas vorenthalte und gleichzeitig habe ich Angst, dass du sauer wirst und wir streiten. Wenn ich das kurz zur Seite schiebe, finde ich es auch schön hier mit dir zu liegen.«

Mark: »Ich komme mir schon ein wenig komisch vor. Aber das ist bestimmt nur so, weil es ungewohnt ist. Und ich hätte mich gern ein wenig mehr unter Kontrolle. Es ist so, als hätte der da unten ein Eigenleben.«

Johanna kichert.

»Schatz?«

»Ja?«

»Ich lieb dich gerade voll.«

»Ich dich auch, sehr sogar. Es bedeutet mir viel, dass du noch zu mir gekommen und nicht bei den Kindern eingeschlafen bist.«

»Ja, ich weiß. Eigentlich will ich das ja auch gar nicht. Wir verpassen uns ständig und ich habe auch gar keine Zeit mehr für mich. Wir müssen das irgendwie anders lösen.«

Mark: »Ist vielleicht eine komische Frage, aber denkst du, dass wir irgendwann wieder Sex haben? Oh Mann, jetzt mache ich doch wieder Druck, oder? Aber so meine ich das eigentlich nicht.«

»Hey, schon gut. Auf jeden Fall. Mach dir keine Sorgen. Ich habe mich gefragt, ob wir die Kinder in nächster Zeit nicht einfach mal zu deinen oder meinen Eltern bringen. Mal schauen, was dann passiert.«

Mark: »Okay, warte kurz. Ich fahre die Kinder schnell zu deinen Eltern.«

Beide lachen.

Mark: »Aber mal ernsthaft, ich finde das eine gute Idee. Und wenn wir das machen, bleiben wir aber offen. Es soll nicht automatisch darum gehen, dass wir dann Sex haben. Ich möchte, dass du dich wohl fühlst und wir eine entspannte Zeit haben. Und mir wird es auch helfen, nicht sofort in meine alte Erwartungshaltung zu springen.«

Johanna: »Schon komisch, wie wenig wir darüber gesprochen haben. Ich finde dich eigentlich immer attraktiv. Fühl dich bitte nicht so abgewiesen oder wertlos. Ich will dich auf jeden Fall immer noch.«

»Es tut gut, wenn du mir das sagst. Irgendwie ärgere ich mich auch ein bisschen. Ich finde, wir machen das gerade voll gut. Ist doch gar nicht so schwer, darüber zu sprechen. Keine Ahnung, warum wir dem so ausgewichen sind. Ich werde dich auf keinen Fall verlassen, nur weil wir wenig Sex haben.«

Beide schweigen und kuscheln sich noch ein wenig enger zusammen. Irgendwann spürt Johanna an Marks Atmung, dass er eingeschlafen ist. Sie lächelt zufrieden und schlummert auch ein.

Paartherapie: Körperliche Nähe tut gut

Chrisch: »Dann erzählt mal. Wie ist es euch mit der Vereinbarung gegangen?«

Johanna: »Richtig gut! Es hat so große Auswirkungen auf uns. Wir kleben praktisch jede freie Minute aneinander. Es ist so entspannt für mich geworden. Und das in Situationen, die mir gar nicht mehr aufgefallen sind.«

Bella: »Was meinst du damit?«

»Na ja, so Kleinigkeiten eben. Mir ist erst letztens aufgefallen, dass ich mich vor Mark wieder an- und ausziehen kann. Oder wenn ich aus der Dusche komme, muss ich mich nicht mehr sofort in ein Handtuch wickeln.«

Mark lacht.

»Das klingt ja so, als wäre ich der totale Wüstling.«

»Nein, so meine ich das nicht. Ich denke, dass sich das viel bei mir abgespielt hat. Ich habe einfach vermutet, dass du Lust bekommst, wenn du mich nackt siehst.«

Bella: »Und die großen Dinge?«

Johanna: »Die großen Dinge?«

»Du hast doch von Kleinigkeiten gesprochen. Und da bin ich neugierig auf die Großen.«

»Ach so. Wir kuscheln wieder ganz viel, nehmen uns in den Arm, solche Dinge eben.«

Chrisch: »Wie geht es dir damit, Mark?«

»Mir gefällt es auch sehr, sehr gut. Für mich ist wieder ein richtig schönes Gefühl von Nähe da. Und mir hilft diese Unterscheidung von körperlicher Nähe und Sex.«

Bella: »Und wie ist das mit deiner Lust?«

»Die ist schon oft da. Wenn ich erregt bin, benutzen wir deine Formulierung der Liebeserklärung und schmunzeln dann. Das hat dann etwas Zärtliches und Lustiges. Ich weiß nicht, wie ich es sagen soll. Früher war ich mit meiner Lust allein und habe mich wertlos und abgelehnt gefühlt.

Aber jetzt bleibt Johanna bei mir. Sagt das mit der Liebeserklärung oder dass sie mich immer noch attraktiv findet. Das ist für mich mit das Schönste in diesen Situationen, dass sie bei mir bleibt und ich mich nicht mehr allein fühle.«

Info: Sexuelle Frustration & Mitgefühl

Wenn es in unserer Beziehung Spannungen wegen der Sexualität gibt, entsteht meistens ein Muster: Verfolgung und Vermeidung oder Flucht. Wenn wir lernen, die körperliche Intimität ohne Sex zu erhöhen, können wir mit der Zeit dieses Muster auflösen. Es entstehen wieder mehr Verbundenheit, Entspannung und Nähe. Andererseits bleiben sexuelle Frustrationen und das aus der Flucht gewachsene Gefühl der Verletzung oder Minderwertigkeit bestehen. An dieser Stelle kann es hilfreich sein, Mitgefühl für die emotionale Situation des jeweils anderen zu äußern. Es ist anstrengend, nicht gelebte Lust auszuhalten. Und es ist schwer, sich schuldig und allein verantwortlich für die nicht gelebte Sexualität zu fühlen. Auf beiden Seiten können starke Gefühle von Enttäuschung, Wertlosigkeit, Ohnmacht und Einsamkeit bestehen. Indem wir Mitgefühl für diese Gefühle unserer Partnerin oder unseres Partners entwickeln, übernehmen wir gemeinsam die Zuständigkeit, die Verantwortung für diese Situation. Das wiederum ist einer der wichtigsten Schlüssel, um die starken negativen Gefühle zu dämpfen, vielleicht sogar irgendwann aufzulösen. Wir sind nicht mehr allein, sondern können uns in dieser Situation nah bleiben. Jedes Paar kann für sich herausfinden, welche Formulierungen oder welches Verhalten am besten hilft. Manchmal ist es wichtig zu loben und zu wertschätzen: ›Ich fühle mich geliebt von dir, wenn du für uns diesen Frust aushältst.‹, ›Ich bin total froh, dass du noch bei mir bist, obwohl ich dir das Gefühl gegeben habe, sexuell nicht zu genügen.‹ Aber auch Humor in Form von zärtlichen Witzen ist erlaubt. Vielleicht geht es auch um Ernsthaftigkeit: ›Ich weiß, dass es dir sehr schwer fällt, diese Situation auszuhalten.‹ Alles ist erlaubt, was gut tut und hilft, gemeinsam besser mit dieser Situation umzugehen.

Chrisch: »Ich bin schwer beeindruckt von euch. Ihr habt praktisch sogar von euch selbst den nächsten Schritt gemacht, den wir heute mit euch besprechen wollten.«

Johanna: »Ach ja, welchen denn?«

»Es geht um das, was Mark gerade erzählt hat. Dass du bei ihm bleibst, wenn ihr euch nah seid und er erregt ist. Das ist Mitgefühl.«

Bella: »Nicht gelebte Lust kann ziemlich frustrierend sein und wir können uns schnell einsam fühlen. Indem du ihm sagst, dass du ihn attraktiv findest oder sagst, dass es eine Liebeserklärung ist, übernimmst du mit die Verantwortung. Du zeigst Mark in diesen Situationen, dass es dir etwas bedeutet, wie es ihm geht und dass es dir nicht egal ist.«

Mark: »Genauso ist es. Früher habe ich mich einsam und wertlos gefühlt. Und jetzt überhaupt nicht mehr. Ich bin sogar stolz, dass ich das irgendwie schaffe.«

Chrisch: »Genau, es ist eine ziemliche Leistung das auszuhalten. Viele wollen in dieser Situation dann manipulieren oder spielerisch verführen oder sogar auch betteln.«

Mark wird ein wenig rot und räuspert sich.

»Gut, gut … Nennen wir das den alten Mark. Dann möchte ich mich an dieser Stelle entschuldigen, Johanna. Es tut mir leid, dass ich dich verfolgt und verunsichert habe. Du wirst dich bestimmt genauso einsam gefühlt haben wie ich, das wollte ich nicht.«

Alle lächeln ein wenig.

Johanna: »Es ist schön, dass du das sagen kannst. Du kannst mir das auch gern immer wieder sagen. Irgendwie repariert es etwas in mir … Aber jetzt möchte ich noch etwas Wichtiges erzählen. Letztes Wochenende haben wir die Kinder zu meinen Eltern gebracht. Und wir haben ein kinderloses Wochenende genossen.«

Mark: »Wir wussten gar nicht, wie nötig wir das hatten.«

Johanna: »Ich hatte an dem Wochenende mehrmals ein wenig Lust auf Sex, einfach so! Da war wirklich schön und beruhigend. Ich war ja selbst schon unsicher, ob ich das noch fühlen kann.«

Chrisch: »Das freut mich. Seht ihr, ihr habt wirklich kein Sexproblem.«

Johanna: »Ja, aber ich wollte mich unbedingt an die Vereinbarung von vier Wochen halten und schauen wie es uns damit geht. Und wenn wir Sex gehabt hätten, hätten wir sozusagen die Versuchsanordnung verändert. Ihr wisst, wie ich es meine …«

Mark: »Irgendetwas in mir hat gerade wieder mal sehr aufgeatmet.«

Bella: »Bist du nicht ein bisschen enttäuscht oder wütend?«

»Nein, gar nicht. Es ist mehr wie eine Last, die gerade weg ist. Natürlich wäre es schön gewesen, keine Frage. Aber ich sehe es auch wie Johanna. Ich merke, wie gut mir unsere Nähe tut, das will ich nicht gefährden. Ich möchte es einfach weiter ausprobieren. Wir werden schon noch Sex miteinander haben in diesem Leben.«

Chrisch lächelt: »Also wirklich, Johanna … Versuchsanordnung … Es ist schön zu hören, wie gut es euch tut.«

Bella: »Dann bleibt uns an dieser Stelle noch ein anderer wichtiger Punkt. Ihr erlebt gerade etwas, das euch gut tut. Jetzt geht es darum, es fester in euren Lebensalltag einzubinden. Damit es verlässlich für euch wird und euch Sicherheit gibt.«

Mark: »Wie können wir dafür sorgen?«

Chrisch: »Schafft eure eigenen Rituale.«

Bella: »Es ist wichtig, dass ihr euch feste Punkte schafft. Zum Beispiel, dass ihr es zur Regel macht, euch zur Begrüßung oder zum Abschied zu umarmen.«

Johanna: »Rituale finde ich gut. Wir könnten zum Beispiel vereinbaren, dass wir jeden dritten Sonntag im Monat für die Kinder eine Übernachtung organisieren und wir an dem Tag frei haben.«

Mark: »Wir haben da ja sogar schon etwas festgelegt. An drei festen Abenden bringe ich die Kinder jetzt ins Bett. Ich bin nicht so anfällig dafür, bei ihnen einzuschlafen. So haben wir mehr Zeit für uns.«

Chrisch: »Hier läuft es ja richtig heute, großartig.«

Info: Rituale

Es ist wichtig, dass wir als Paar herausfinden, was wir mögen. Das können kleine Dinge sein, aber auch ganz große. Gerade in einem Lebensalltag mit Kindern, Arbeit und Beziehung können für uns wichtige Verhaltensweisen, Anlässe und Gewohnheiten verloren gehen. Rituale helfen uns dabei, sie nicht zu vergessen. Es sind Regeln, die wir für uns selbst aufstellen und an die wir uns halten. So bleiben wichtige Punkte erhalten. Rituale bringen darüber hinaus etwas wie Voraussicht und Vorfreude mit sich. Diese wiederum können sehr wichtig und hilfreich sein, wenn wir ein anstrengendes Leben haben. Wir können eine belastende Woche sehr viel besser durchstehen, wenn wir wissen, dass zum Beispiel am Wochenende der kinderfreie Sonntag ansteht. Oder ein längeres, gemeinsames Frühstück jeden zweiten Mittwoch, für das wir uns Zeit einplanen. Auch im Bereich der Körperlichkeit gibt es eine Menge Raum für Rituale. Es ist nicht wichtig, wie groß oder aufwändig unsere Rituale sind. Die Hauptsache ist, dass wir herausfinden, was wir mögen und es zu einer festen Regel machen.

Bella: »Rituale sind auch wichtig wegen der Planbarkeit und der Vorfreude.«

Johanna: »Vorfreude?«

Bella: »Ja, euer beider Leben ist doch ziemlich fordernd. Wenn ihr eure Rituale entwickelt, könnt ihr anfangen, euch auf bestimmte Dinge zu freuen. Angenommen, ihr macht immer mittwochs einen Serienabend. Mit Snacks, einer Flasche Wein, zusammengekuschelt auf der Couch und was immer ihr sonst noch mögt. Und angenommen, euer Montag läuft ziemlich bescheiden, dann werdet ihr euch mit Sicherheit auf den Mittwoch freuen. Diese Vorfreude kann euch Kraft oder vielleicht auch Zuversicht geben.«

Mark: »Oh ja, Kraft und Zuversicht, davon können wir eine Menge brauchen.«

Alle lachen.

Chrisch: »Ihr könnt alles zu einem Ritual machen, wenn es euch wichtig ist und es nicht in Vergessenheit geraten soll. Darüber hinaus kann es euch helfen, besser mit Belastungen umzugehen.«

Johanna sieht nachdenklich aus dem Fenster.

Bella: »So nachdenklich, Johanna?«

»Ich habe gerade gedacht, dass wir in der Arbeit mit euch sehr viel verpasst hätten, wenn wir nicht die Sache mit der Sexualität angesprochen hätten. Jetzt reden wir über körperliche Intimität, Mitgefühl und Rituale, die uns helfen können. Schon merkwürdig, dass wir das erst einmal ausgeklammert haben.«

Chrisch: »Ja, das liegt häufig daran, dass alle denken, dass Sex nur mit Sex zu tun hat. Und mit so vielen starken Gefühlen. Ihr wisst es jetzt besser.«

Alle schmunzeln.

Mark: »Ich stimme Johanna und dir zu, Chrisch. Ich freue mich, dass wir dieses eigentlich schwierige Thema hier angesprochen haben.«

Interview

Neugier: »Sex ist also nicht nur Sex, verstehe.«

Chrisch: »Interessant, oder? Hinter einer Tür können sich viele andere Türen verbergen.«

Neugier: »Vermutlich gibt es viele Menschen, die noch nicht wissen, wie reichhaltig dieses Thema eigentlich ist. Denkt ihr, dass andere Paare diesen Weg auch ohne Unterstützung gehen können?«

Chrisch: »Auf alle Fälle. Es muss nicht immer gleich eine Paartherapie sein. Ich glaube aber, dass Paare Anregungen, Denkanstöße oder auch Vorbilder brauchen. Ein gutes Buch, ein guter Film, ein befreundetes Paar können sicherlich inspirieren.«

Bella: »Und natürlich gibt es viele Paare, die zufrieden und glücklich mit ihrer Sexualität sind.«

Neugier: »Johanna und Mark wirkten heute sehr eigenständig und motiviert. Das hat mir gefallen und mich beeindruckt.«

Bella: »Wenn ein Prozess gut läuft, sind Chrisch und ich eigentlich mehr wie Coaches, die am Rand stehen und nützliche Tipps geben. Das eigentliche Spiel spielen die beiden aber allein.«

Neugier: »Richtig stark finde ich den Aspekt des Mitgefühls bei diesem Thema. Das ist so eine Sache, auf die ich nicht von selbst kommen würde. Geht es vielen so?«

Bella: »Das ist das, was Chrisch mit Inspiration meinte. Wir können nicht alles aus uns selbst heraus lernen, wir brauchen andere, die uns auf neue Ideen bringen.«

Neugier: »Die beiden machen ja gerade sehr gute Erfahrungen mit der Vereinbarung keinen Sex zu haben. Das fällt nicht allen Paaren so leicht, oder?«

Chrisch: »Das ist ein wichtiger Punkt. Erfahrungsgemäß fällt es Paaren schwer, diesen Weg zu gehen. Zum einen, weil eine gewisse Angst da ist. So nach dem Motto, wenn wir das ausprobieren, haben wir nie wieder Sex. Zum anderen fällt der Verzicht oft schwer, weil die Frustrationen schon so groß sind. Es ist herausfordernd, den Frust emotional zu regulieren.«

Neugier: »Gibt es etwas, das dabei helfen kann?«

Bella: »Auf jeden Fall, aber dafür müssen wir die Menschen kennen, um die es geht. Wir alle haben unterschiedliche Fähigkeiten. Es gibt da leider kein Patentrezept oder eine pauschale Vorgehensweise.«

Neugier: »Vielen Dank euch beiden.«

Ein neues Gleichgewicht

Johannas Telefon klingelt, und obwohl sie die Nummer nicht kennt, nimmt sie ab.

»Ja, hallo, hier ist Johanna.«

»Hallo Johanna, hier ist Pascal. Vielleicht erinnerst du dich. Wir haben vor ein paar Jahren zusammen in der Redaktion der Tagesnews gearbeitet.«

Johanna denkt einen Moment nach, ihr Gesicht hellt sich auf.

»Na klar, Pascal. Mensch, das ist schon ein wenig her. Wie geht es dir?«

Pascal lacht.

»Ganz gut so weit und dir?«

»Auch ganz gut und gestresst … Na ja, mit zwei kleinen Kindern.«

»Das kenne ich nur zu gut, meine Frau und ich haben jetzt gerade das dritte bekommen.«

Beide freuen sich, miteinander zu sprechen und tauschen sich ein wenig über das Eltern-Sein aus.

»Johanna, ich rufe dich natürlich aus einem bestimmten Grund an. Ich arbeite aktuell für ein bekanntes Online-Magazin und wir suchen händeringend nach Journalisten und nach Redakteuren und da habe ich an dich gedacht. Ich denke, dass du hier gut reinpassen würdest. Thematisch und menschlich.«

Johanna greift sich spontan an den Hals und schluckt. Ihre Wangen werden ein wenig rot.

»Uff, das ist ja mal was. Damit hätte ich nicht gerechnet …«

»Tut mir leid, falls ich so direkt mit der Tür ins Haus falle, aber bei der letzten Teambesprechung hat uns unsere Personalleiterin gebeten, bei ehemaligen Kolleginnen und Kollegen nachzufragen. Das Magazin läuft wirtschaftlich gesehen hervorragend, aber wir sind immer ein wenig unterbesetzt. Und da habe ich sofort an dich gedacht.«

In Johannas Kopf rattert es bereits stark.

»Gib mir mal einen Moment, Pascal. Ich freue mich sehr über deinen Anruf. Ich bin momentan einfach Vollzeitmama zwischen Kindergarten,

Wäschewaschen, Aufräumen und Essen kochen. So als hätte ich vergessen, dass ich auch einen Beruf habe. Zu wann wäre denn der Job und zu welchen Bedingungen?«

»Das ist ja das Tolle. Hier ist alles sehr familienfreundlich, viele haben junge Familien und Partnerinnen und Partner, die auch berufstätig sind. Die Bedingungen sind deswegen völlig offen. Du kannst entscheiden, wie viele Stunden du arbeiten möchtest, an welchen Tagen und wenn du möchtest, ist auch komplettes Homeoffice möglich. Versteh mich nicht falsch. Ich finde Homeoffice wirklich genial, aber ich genieße es momentan sehr, auch mal ein paar Stunden raus und weg von den Kindern hier im Office zu sein.«

Johanna lächelt.

»Oh ja, das kann ich mir sehr gut vorstellen.« Sie seufzt.

»Ich würde dir einfach gern die Kontaktdaten unserer Personalleiterin geben, dann kannst du alles Weitere mit ihr besprechen. Also, die Bedingungen richten sich nach deinen Bedürfnissen. Und wir machen hier auch keine Bewerbungsgespräche im herkömmlichen Sinn. Wenn du Lust hast, kommst du vorbei, wir lernen uns alle kurz kennen und dann arbeiten wir direkt los. Wir machen hier immer eine Probearbeit zusammen. Dabei können wir uns viel besser kennenlernen als bei so einem förmlichen Bewerbungsprozess. Und wenn uns das allen gefällt, bist du dabei. Das heißt, zu Anfang müsstest du schon ein paar Tage hier sein, aber dann kannst du überwiegend Homeoffice machen, wenn du möchtest.«

»Ach, ich sehe das genauso wie du. Mal rauskommen und nicht nur unter Kindern sein, wäre großartig und bestimmt auch eine wichtige Abwechslung.«

»Perfekt, dann schicke ich dir eine Nachricht mit den Kontaktdaten von Eizah weiter. So heißt unsere Personalleiterin.«

Johanna lacht.

»Alles klar, Pascal, mach das. Und dann vielleicht bis bald.«

»Sehr gern, Johanna, ich würde mich sehr freuen, wenn es klappt. Ich denke, dass du hier super reinpassen würdest und wir können gute Leute wie dich echt gebrauchen.«

Als sie aufgelegt haben, springt Johanna auf, reckt die Arme in die Luft und lacht. Und im nächsten Moment hat sie ein schlechtes Gewissen wegen der Kinder und Mark.

Am Ende des Tages sitzen Johanna und Mark in der Küche. Sie erzählt ihm von dem Telefonat und ihren Gefühlen dazu. Nachdem sie fertig erzählt hat, schweigen beide eine Weile.

Mark: »Also ich finde das eine wirklich großartige Sache. Wir bekommen das schon hin, Schatz. Bei uns ging vor Kurzem nämlich eine Mail rum, in der die Geschäftsleitung darauf hinwies, dass Eltern mit kleineren Kindern gern ihre Stunden verringern können, um mehr Zeit für die Familie zu haben.«

Johanna sieht aus dem Fenster und nimmt Marks Hand.

»Ich bin zweigeteilt. Eine Seite in mir hat Lust auf einen Job und endlich mal die Mutterrolle ein Stück zu verlassen. Die andere sagt genau das Gegenteil, nämlich dass ich die Kinder und dich im Stich lasse und eine selbstsüchtige Person bin.«

»Aber Schatz, das klingt so altmodisch. Das klingt so gar nicht nach dir. Ich bin überzeugt, dass wir das schaffen. Ich denke, dass es uns allen guttun würde auf eine gewisse Art und Weise. Und ich habe auch Lust mehr Zeit mit den Kindern zu verbringen, ein größerer Teil ihres Alltags zu werden.«

»Ja, einerseits stimme ich dir vollkommen zu, andererseits ist mir dabei total mulmig, will ich das nicht.«

Mark lächelt.

»Wir müssen das ja auch nicht sofort entscheiden. Wir schlafen eine Nacht darüber und schauen morgen, wie es aussieht. Vielleicht kannst du morgen Eizah deine Daten schicken. Denn wie ich dich kenne, hast du das noch nicht getan.«

Johanna lächelt.

»Kann gar nicht sein, dass du mich so gut kennst … Einverstanden.«

Paartherapie: Gleichgewicht

Chrisch: »Ich fasse noch mal zusammen. Du warst jetzt beim Probearbeiten und es hat allen gefallen. Nun geht es darum zu schauen, wie viele Stunden und in welcher Form du arbeiten möchtest, damit sich Mark wiederum mit seinem Arbeitgeber abstimmen kann, richtig?«

Johanna: »Genau. Das ist der Stand der Dinge.«

Mark: »Ich habe das Gefühl, dass Johanna irgendwie gehemmt ist. Da ist eine Seite bei ihr, die das nicht möchte und deswegen zögert und alles in die Länge zieht.«

Bella: »Ok, Johanna, was ist los? Was ist wirklich los?«

Alle schweigen.

Chrisch: »Mark, wie wäre es, wenn Johanna etwas Schwieriges sagen würde, das mit dir zu tun hat?«

»Es könnte sein, dass es mir wehtut, aber darum soll es nicht gehen? Ich finde, dass wir das machen müssen, egal ob es für mich unangenehm wird. Ihr könnt mir dann doch auch helfen. Wir schaffen das schon.«

Johanna sieht ihn an und kneift ein wenig die Augen zusammen.

Bella: »Noch mal Johanna, was ist wirklich los?«

Sie senkt den Kopf und atmet einige Male tief ein und wieder aus. Als sie den Kopf wieder hebt, sieht sie Chrisch an.

»Könntest du das aufschreiben? Ich glaube, es sind mehrere Dinge.«

Chrisch geht zum Whiteboard, öffnet einen Stift, zieht die Augenbrauen hoch, lächelt und sieht Johanna an.

»Also das Erste ist, dass ich denke, dass ich die Kinder und Mark im Stich lasse. Dass ich eine schlechte Mutter und Partnerin bin.«

Chrisch schreibt ›schlechtes Gewissen‹ als erstes auf das Whiteboard.

Mark: »Aber, Schatz, nein …«

Er wird von Bella unterbrochen.

»Kannst du das einen Moment aushalten Mark? Es wichtig ist, dass alles erst mal rauszulassen.«

Mark nickt und lehnt sich zurück.

Chrisch: »Was noch Johanna?«

»Ich habe jetzt einige Jahre nicht mehr in dem Job gearbeitet. Ich bin sehr unsicher, was meine beruflichen Fähigkeiten angeht. Und auch das Soziale bei der Arbeit. In den letzten Jahren hatte ich hauptsächlich nur mit Mark und den Kindern zu tun. Ich weiß nicht, ob das noch mit anderen funktioniert.«

Chrisch schreibt ›berufliche und soziale Unsicherheit‹ auf.

»Was noch?«

»Ich habe so ein allgemeines Gefühl, dass alles schief geht und dann alles schwieriger als vorher ist.«

Chrisch schreibt ›Angst vor Veränderung‹ und ›Angst zu scheitern‹ an die Whiteboard-Tafel.

»Und dann, ich weiß, das klingt total unfair von mir, aber ich zweifle daran, ob Mark das alles schafft mit den Kindern. Das eine ist das, wie es jetzt ist und das andere wirklich für den Alltag der Kleinen zuständig zu sein.«

Chrisch schreibt ›Überforderung Mark‹ auf.

»Und dann frage ich mich, warum überhaupt? Wir haben uns gut aufgeteilt, alles läuft gut im Moment und dank der Therapie wird es wirklich besser zwischen uns.«

Chrisch schreibt ›Verschlechterung der Situation‹ auf und setzt sich dann wieder.

Info: Angst vor Veränderung, Teil 1

Allen Menschen fallen Veränderungen schwer. Auf der einen Seite möchten wir, dass etwas anders wird. Andererseits haben wir (einige) gute Gründe, dass alles so bleibt, wie es ist. Wenn wir keine Entscheidung treffen können, kann es sein, dass wir von uns selbst denken, dass wir Angst haben, zu bequem sind oder ein Mangel an Intelligenz oder Disziplin vorhanden ist. Auch wenn wir diese Situation subjektiv so interpretieren, liegt es aber häufig an unserem biologischen Design, an der Beschaffenheit unseres Gehirns. Unser Gehirn bevorzugt vereinfacht gesagt, die bekannten und damit die sicheren Bahnen in unserem Leben. Unabhängig davon, wie es uns mit diesen geht. Wenn wir auf eine gewisse Art gelernt haben, zum Beispiel Schlittschuhe zu laufen, werden wir Schwierigkeiten haben, die Art und Weise, wie wir das tun zu verändern. Warum? Etwas Neues zu lernen, etwas zu verändern, kostet viel Kraft, Energie und Aufmerksamkeit. Also ist unser Gehirn an dieser Stelle äußerst sparsam. Es ist etwas vorhanden, das funktioniert und nutzbar ist. Wenn wir etwas verändern wollen, müssen wir uns bewusst dazu entscheiden und uns diese Entscheidung immer wieder selbst vor Augen führen. Solange bis es das Alte ersetzt und quasi das ›Neue‹, das Normale geworden ist.

Bella: »Okay, das sind also deine Ängste und deine negativen Erwartungen. Das fühlt sich schon nach einer Menge an. Es wirkt so groß, dass es sehr naheliegend sein könnte, es deswegen nicht zu tun.«
Mark: »Ja, aber das kommt nicht infrage. Wir müssen das tun.«
Bella sieht überrascht zu Mark.
»Warum?«
»Es ist ein Gefühl wie eine Einsicht, die bei mir da ist. Ich kann spüren, wie wichtig das ist, weil es einen Ausgleich mit sich bringt. Ja, es wird uns erst mal durcheinanderwirbeln und ja, ich habe auch Respekt davor. Für mich geht es darum, noch viel mehr zu einem Vater zu werden, als ich es jetzt bin. Davor habe ich Angst, aber ich habe auch Lust darauf, weil wir dann alle noch mehr zusammenwachsen, eine stärkere Familie werden.«
Chrisch: »Hm … Du hast das Wort ›Ausgleich‹ benutzt. Ich würde es als ›Gleichgewicht‹ bezeichnen. Das ist in einer Beziehung wirklich fundamental wichtig.«
»Genau, ich kann spüren, dass es unserem Gleichgewicht gut tun würde.«
»Aber was ist, wenn etwas davon schief geht?«, wirft Johanna ein.

»Mal angenommen, ich schaffe den Job nicht gut oder die Sache mit den Kindern ist schwieriger als gedacht. Ich habe Angst, dass wir unseren Fortschritt als Paar damit gefährden und das möchte ich überhaupt nicht. Ich will nicht, dass wir dann wieder so viel frustriert sind und uns streiten.«

»Das verstehe ich. Aber wir haben doch Bella und Chrisch, die uns unterstützen. Ich denke, dass das Neue in unserer Beziehung stabiler und stärker ist, als du denkst.«

Chrisch: »Das Gleichgewicht in Beziehungen ist so wichtig, weil wir alle es so genau wahrnehmen und spüren können. Wenn alle Punkte nicht einigermaßen ausgeglichen sind, fühlt es sich für uns ungerecht an und wir können frustriert sein, uns wünschen, dass unser Gegenüber mehr von unseren Aufgaben übernimmt. Wenn das Gleichgewicht stimmig ist, sind wir vielmehr stolz auf uns als Ganzes, erleben wir uns als gutes Team, als eine eingespielte Einheit, die alles bewältigen kann.«

Johanna lächelt.

»Jetzt habe ich Lust bekommen, es anzugehen.« Und zu Mark gewandt: »Aber wir machen einen Plan und Listen, damit es auch wirklich funktioniert!«

Mark: »Ja, sehr gern, ich benötige zu Beginn sicherlich einige Erklärungen und Hilfe.«

Übung: Gleichgewicht

Wenn dich interessiert, wie das Gleichgewicht in deiner Beziehung ist, kannst du selbst eine Überprüfung vornehmen. Nimm dir ein paar Minuten Zeit, schnapp dir ein Blatt Papier und einen Stift. Denke über die wichtigen Lebensbereiche in deiner Beziehung nach. Diese können zum Beispiel sein: Arbeit, Gelderwerb, Finanzen, Haushalt, Freizeitgestaltung, gemeinsame Unternehmungen, Einkaufen, Kinderversorgung, Gartenarbeit etc. Zeichne dann für jeden von euch eine einfache Skala von 1 bis 10 unter eine Kategorie. Jetzt geht es darum herauszufinden, wo du dich und deinen Partner, deine Partnerin auf der Skala einordnest. Folge deinem spontanen Gefühl, ohne allzu viel nachzudenken. Also beim Thema ›Haushalt‹ kreuzt du zum Beispiel für dich eine 4 an. Und für dein Gegenüber eben den Wert, der sich für dich richtig anfühlt, zum Beispiel eine 7. Ihr könnt diese Arbeit auch zu zweit machen. Entweder, indem ihr jede/r für euch die Skalen durchgeht und am Ende vergleicht oder ihr erarbeitet die Skala gemeinsam und besprecht die jeweiligen Werte. Ziel ist nicht, dass am Ende alles bei einer 5, also genau 50% liegt. Es wird vielmehr so sein, dass in Bereichen eine/r von euch beiden mehr macht und sich in anderen Bereichen das Ganze umkehrt. Am Ende kannst du, könnt ihr schauen, ob ihr mit der Verteilung einverstanden seid – auf eine emotionale Art und Weise. Denn es kann sein, dass eine/r von euch überwiegend geringere Werte hat und es trotzdem für euch in Ordnung ist. Wenn ihr emotional nicht einverstanden seid, habt ihr nun eine Grundlage, auf der ihr besprechen könnt, was ihr verändern wollt. Und dabei geht es meistens um kleine Schritte, zum Beispiel beim Thema ›Haushalt‹ von einer 3 auf eine 4 zu kommen. Besprecht ganz genau, was das bedeutet und beinhaltet. Es ist ein großer Unterschied, unbestimmt bei einem Thema etwas zu verlangen (›Mache mehr im Haushalt!‹), als gemeinsam zu entscheiden, um was es konkret geht (›Du kümmerst dich einmal in der Woche um die Wäsche‹).

Bella und Chrisch erklären den beiden die oben beschriebene Übung.

Bella: »Diese Bestimmung könnt ihr immer mal wieder vornehmen, es hilft wirklich sehr. Wir machen das selbst auch.«

Mark guckt verwundert.

»Wie, ihr macht das auch?«

»Du denkst wohl, wir Paartherapeuten müssten nicht an unserer Beziehung arbeiten, oder?«

»Ja nicht bewusst. Aber so was in der Art habe ich wohl angenommen.«

Bella: »Die Arbeit in einer Beziehung hört nie auf. Du kannst es mit einem Garten vergleichen, wenn du möchtest. Wenn der gut aussehen, gepflegt sein soll, gibt es ständig etwas zu tun, um diesen Zustand zu erhalten. Da schneidest du nicht einmal eine Hecke schön und das war es dann für immer. Nein, du wirst die Hecke fortlaufend immer wieder bearbeiten müssen.«

Mark: »Guter Punkt, Bella. Aber ist es denn für euch noch so anstrengend wie für Johanna und mich?«

Chrisch: »Na ja, um bei der Hecke zu bleiben. Die Arbeit ist in etwa immer die gleiche vom Kraftaufwand her. Ich würde sagen, dass wir mittlerweile sicherer und routinierter geworden sind, aber im Kern kostet es uns die gleiche Energie.«

Markt lehnt sich in seinem Sessel zurück und sieht nachdenklich aus dem Fenster.

Bella: »Johanna, wie geht es dir jetzt?«

»Ich fühle mich jetzt sicherer und freier. Die Angst ist weniger und ich habe Lust, es auszuprobieren. Darauf bin ich für mich gekommen. Wir können es ausprobieren und wenn wir merken, dass es aus irgendwelchen Gründen nicht funktioniert, können wir es jederzeit wieder ändern. Und das hilft mir sehr, dadurch fühlt es sich nicht mehr so schwer und bedeutsam an. Und wir haben ja schon andere Sachen ausprobiert und es hat funktioniert.«

Bella und Chrisch sehen sich an, lächeln und nicken dann.

Johanna lächelt unsicher.

»Was hat euer Lächeln zu bedeuten? Ihr verunsichert mich.«

Chrisch: »Wir bringen damit unsere Freude zum Ausdruck, dass euer Prozess auch hier gut vorankommt. Ich weiß nicht, ob ihr es bemerkt, aber es geht nicht mehr um Frustrationen, Streit und Schuldzuweisungen. Wir sitzen jetzt die ganze Zeit hier und wir sprechen über viel Konstruktives. Über die Verbesserung eurer Beziehungs- und Lebenssituation und darüber, dass ihr eigenständig denkt, auf Lösungen kommt. Das alles ist ein sehr gutes Zeichen.«

Mark: »Sind wir jetzt geheilt?«

Alle lachen.

Bella: »Es bedeutet auf alle Fälle, dass ihr ein gutes Stück vorangekommen seid.«

Interview

Neugier: »Ich finde diese Sitzung heute fast schon philosophisch. ›Angst vor Veränderung‹ und ›Gleichgewicht‹ sind doch Themen für alle Menschen.«

Chrisch: »Ja, das stimmt. Philosophie bedeutet wörtlich ›Liebe zur Weisheit‹, da ist das Wort Liebe enthalten.«

Bella: »Das ist eigentlich auch das Ziel einer Paartherapie. Es geht darum, etwas zu heben, zu erhöhen. Weg von Frustrationen und Streitereien hin zu mehr Verständnis, Einsicht und Mitgefühl. Diese drei Begriffe haben viel mit Weisheit im Sinne eines tieferen Verständnisses zu tun. Wenn wir uns selbst und unser Gegenüber besser verstehen können, entstehen ganz andere Interpretationen und Verhaltensweisen.«

Neugier: »Wie meinst du das?«

Chrisch: »Angenommen für Bella wäre eine gewisse Ordnung im Haushalt wichtig. Dann könnte sie sich doch jedes Mal mit mir streiten, wenn es ihr zu unordentlich ist und mehr von mir verlangen. Wenn wir nur auf der Oberfläche bleiben, bin ich vielleicht gekränkt, weil ich das Empfinden habe, dass ich eigentlich genug mache und mich auch um andere wichtige Dinge kümmere. Wir könnten in einen Wettstreit gehen, wer an welcher Stelle mehr macht.«

Bella: »Am Ende geht es nur darum, diesen Streit zu gewinnen, das eine wahrere Argument vorzubringen. Mein Bedürfnis nach mehr Ordnung und Chrischs Bedürfnis nach Anerkennung sind dann untergegangen.«

Chrisch: »Wenn aber mehr Tiefe vorhanden ist, weiß ich, dass äußere Ordnung für Bella wichtig ist. Und dass sie mehr davon braucht, wenn sie überfordert oder gestresst ist. Dann ist Ordnung etwas, das ihr hilft, sich besser zu fühlen. Will ich, dass sich die Frau, die ich liebe, gut fühlt? Ja! Also sorge ich für mehr Ordnung, nicht weil es meine Pflicht ist, sondern weil ich möchte, dass es ihr gut geht. Mir zu sagen, dass es nicht ordentlich genug ist, ist dann keine Aussage mehr über mich, sondern eine Aussage über ihr Bedürfnis. Und wenn ich sie liebe, kümmere ich mich gern darum.«

Neugier: »Leute, Leute, da raucht mir gleich mal wieder der Kopf. Ihr verbindet so viele Dinge miteinander. Eben waren wir noch auf einer geistigen Höhe, bei Philosophie, der Liebe zur Weisheit und im nächsten Moment geht es um Bedürfnisse und eigentlich so etwas Banales wie Ordnung im Haushalt.«

Bella: »Ja, so sind Beziehungen. Sie berühren nicht nur uns. Sie berühren alles in unserem Leben.«

Chrisch: »Wer will kein guter Gärtner sein, hm?«

Neugier: »Noch so ein Bild, mit dem ihr ganz viel gesagt habt, auch über euch. Das finde ich stark.«

Chrisch: »Es gibt dieses Sprichwort: ›Im geistigen Leben gibt es keinen alten Schwung, wir stehen immer am Anfang.‹ Ich mag das.«

Neugier: »Na ja, wenn ihr solche Dinge vor Augen führt, entlastet das. Ihr seid auch einfach Menschen, die ihre Arbeit machen, wie jedes andere Paar auch. Diese Gleichheit finde ich sehr schön und gleichzeitig ermutigend.«

Bella: »Ja, wir alle können eine schöne Beziehung haben …«

Chrisch: » … wenn wir uns dauerhaft um den Garten kümmern.«

Neugier: »Vielen Dank ihr zwei, heute nehme ich viel mit.«

Silberstreif

Es sind nun einige Wochen vergangen. Johanna kommt gerade aus der Redaktion und tritt auf die Straße. Sie schließt kurz die Augen und atmet milde, noch warme Sommerluft. Sie freut sich, nach Hause zu kommen und mit Glück noch einen Moment mit den Kindern zu haben. Und sie freut sich auf Mark. Sie möchte ihm unbedingt von ihrem neuen Projekt bei der Arbeit erzählen. Sie öffnet wieder die Augen und setzt sich in Bewegung. Zu Fuß sind es knapp 20 Minuten, auf die sie sich freut, um den Tag durchzugehen und sich auf zu Hause einzustimmen.

Als sie die Tür öffnet, kommen ihr Anika und Tom entgegen. Sie geht in die Hocke und nimmt beide gleichzeitig in die Arme.

»Na, ihr zwei … «

»Hallo Mama, wir warten schon die ganze Zeit auf dich.«

»Ja, hier bin ich, ich habe euch auch vermisst. Hattet ihr einen schönen Tag?«

»Ja, Papa hat ganz viel mit uns gespielt. Und wir waren Eis essen und bei Tante Kathie und Anton.«

»Da habt ihr ja ganz schön was erlebt.«

»Hey, Schatz.« Mark lehnt im Türrahmen der Küche und trocknet sich mit einem Handtuch die Hände ab. Er sieht müde, aber auch zufrieden aus. Er lächelt.

Johanna richtet sich auf, geht zu ihm und gibt ihm einen Kuss. Sie legte eine Hand auf seine Schulter und mit der anderen hält sie seine Wange. Ganz zart lehnt er sein Gesicht in ihre Hand und schließt die Augen. Er lächelt wieder und atmet durch. Kaum, dass er die Augen wieder öffnet, kommen die Kinder und rufen rhythmisch: »Vor-le-sen! Vor-le-sen!.«

Johanna lacht auf.

»Na gut, dann alle ab aufs Sofa!«

Als alle liegen, beginnt Johanna zu lesen. Nach etwa 10 Minuten wird es sehr still. Sie blickt auf und sieht, dass alle drei eingeschlafen sind. Sie legt ihren Kopf und eine Hand auf Marks Brust und schließt auch die Augen, lächelnd. Sie denkt ›nur ein paar Minuten, bis die Kinder ins Bett müssen‹ und schläft dann auch ein.

Paartherapie: Der Thron unseres Lebens

Bella: »Wie seid ihr denn ins Bett gekommen?«

Johanna: »Ach, irgendwann hat Mark mich sanft geweckt und wir haben die beiden ins Bett getragen.«

Chrisch: »Ein schönes Bild. Es wirkt friedlich und harmonisch.«

Mark und Johanna sehen sich an.

Johanna: »Ja, das ist es auch.«

Mark: »Ich hätte nie gedacht, dass es mal so schön sein kann mit uns.«

Bella: »Na gut, dann können wir gemeinsam ein wenig reflektieren und euren Weg nachvollziehen. Könnt ihr euch noch daran erinnern, wie es hier zu Beginn war, wer ihr zu Beginn wart?«

Mark: »Oh ja, wir waren gefühlt in einer ziemlichen Sackgasse. Wir haben uns nur gestritten, uns Vorwürfe gemacht, waren ständig gekränkt …«

Johanna: »Ja, wir waren ganz schön frustriert und hässlich zueinander.«

Bella: »Was ist denn jetzt anders?«

Johanna: »Einfach alles. Es ist so viel Liebe und Verständnis da. An dem Abend zum Beispiel wollte ich Mark von einem neuen spannenden Projekt bei der Arbeit erzählen. Früher wäre ich bestimmt gekränkt gewesen, wenn ich es nicht sofort hätte erzählen können, wenn Mark nicht sofort nur für mich da gewesen wäre. Aber jetzt konnte ich sehen, dass er müde war und einen langen Tag mit den Kindern hatte. Da wollte ich viel lieber, dass wir alle noch einen Moment entspannen. Ich war mir sicher, dass wir einfach später die Zeit finden, über etwas Wichtiges zu sprechen.«

Mark: »Ich würde sagen, dass wir unsere Prioritäten anders setzen. Jetzt ist wichtig, wie es uns geht, in was für einer Verfassung wir sind, dass es den Kindern gut geht. Und nicht, wie aufgeräumt es ist oder ob Johanna abends ein Glas Wein trinkt.« Er lächelt.

»Das macht Johanna übrigens nicht mehr. Und wenn, trinken wir ein Glas gemeinsam.«

Johanna kichert. »Ja, ich bin viel lieber fit, um das mit unserer Familie und meiner Arbeit hinzubekommen.«

Chrisch: »Aber es gibt bestimmt auch noch Momente, in denen ihr aneinandergeratet, oder?«

Johanna: »Ja klar, das geht manchmal blitzschnell wie aus dem Nichts. Aber wir hören dann mittendrin einfach auf. Ein paar Mal haben wir auch einfach lachen können und uns in den Arm genommen.«

Mark: »Es ist gar nicht mehr wichtig, wer recht hat. Es geht jetzt viel mehr darum, wie es uns geht, dass wir versuchen, uns zu sagen, was wir brauchen, und dann versuchen, uns gegenseitig zu helfen. Wenn wir streiten, fangen wir auch oft an zu schweigen. Wir warten dann 15 bis 20 Minuten und dann kann sich meistens schon einer von uns beiden entschuldigen, die Situation entschärfen. Egal, wer angefangen hat. Es ist viel wichtiger, dass es uns miteinander gut geht. Chrisch, du hast gesagt, dass es darum geht, sich zu entscheiden. Entweder recht haben oder eine gute Beziehung und wir entscheiden uns jetzt immer für die Beziehung.«

Bella: »Das klingt liebevoll und unterstützend.«

Mark: »Ja, aber wir haben auch öfter schlechte Laune oder wissen nicht, was wir brauchen. Wir können uns dann in Ruhe lassen und uns so lassen, wie wir sind. Ich würde sagen, so ist das Leben. Manchmal geht etwas schief oder wir sind wegen der Arbeit unter Druck.«

Johanna: »Ja, das schätze ich auch sehr. Früher haben wir uns dann trotzdem noch gestritten oder uns doof verhalten. Es klingt vielleicht paradox, aber wenn ich jetzt gestresst oder wütend bin, bin ich dabei auch immer entspannt, weil Mark mir das einfach lässt oder keine Vorwürfe deswegen macht.«

Chrisch: »Gut, was würdet ihr denn sagen, hat euer Prozess hier bei uns damit zu tun?«

Beide lächeln.

Mark: »Ich würde sagen, alles? Ohne die Arbeit mit euch wären wir nie da hingekommen, wo wir jetzt sind.«

Bella: »Ja, wodurch denn?«

Johanna: »Es hat unseren Blickwinkel verändert. Das ist mir letztens selbst ganz stark aufgefallen. Da habe ich gedacht, dass sich in unserem Alltag nicht viel verändert hat. Aber die Art, wie wir auf diese Dinge blicken und wie wir dann damit umgehen, hat sich komplett verändert.«

Mark: »Ihr habt uns wieder die Augen füreinander geöffnet. Vorher habe ich Johanna für alles die Schuld gegeben. Mit eurer Unterstützung konnte ich erkennen, dass vieles ganz anders ist. Ich war wie in einer Art negativem Tunnel und ihr habt mir da herausgeholfen, uns andere Zusammenhänge nahegebracht. Das hat sehr geholfen, Situationen anders zu interpretieren und andere Verhaltensweisen zu entwickeln. Wenn ich jetzt zum Beispiel sehe, dass Johanna gestresst ist, beziehe ich das nicht mehr auf mich. Früher hätte ich sie dafür kritisiert, jetzt geht es mir nah, dass es ihr nicht gut geht, und ich frage mich, ob ich ihr helfen kann. Und manchmal ist die beste Hilfe keine Hilfe, sie einfach zu lassen. Ich nehme ihr dann einfach etwas ab.«

Johanna: »Und ich mache es genauso. Wenn Mark erschöpft von der Arbeit kommt, denke ich zuerst an ihn, frage mich, was ihm helfen kann oder guttut. Und am Ende sind wir viel sensibler und liebevoller miteinander.«

Info: Angst vor Veränderung, Teil 2

Menschen, die eine Paartherapie machen, haben häufig Angst vor äußeren Veränderungen. Wir befürchten, dass wir nicht mehr zusammenleben dürfen oder dass wir unsere Arbeit aufgeben oder wechseln müssen. So als würde es einen tiefen Einschnitt in unseren Lebensalltag geben. In einer Beziehung, die nicht gut läuft, braucht es ganz dringend Veränderungen. Aber diese finden oftmals in uns und nicht im Außen statt. Dabei geht es nicht darum, dass wir nicht mehr wir selbst sind oder unsere Persönlichkeit

tiefgreifend verändern (müssen). Es geht bei diesen Veränderungen viel-
mehr um unsere Wahrnehmung von Situationen, um die Art und Weise, wie
wir etwas interpretieren und uns verhalten. Es geht um die Veränderung
unserer Annahmen, warum unser Gegenüber etwas tut oder nicht tut. Und
dass es bei all dem nicht immer sofort etwas mit uns zu tun hat, wir nicht
umfassend Schuld am Zustand der, des anderen sind.

Chrisch: »Ich hatte zu Beginn den Eindruck, dass ihr den Glauben an eure
Beziehung verloren hattet. Ihr wart voll mit negativen Erwartungen, vie-
len Vorannahmen, Vorwürfen und auf eine gewisse Weise sehr einsam.
Jetzt wirkt ihr so, als hättet ihr euren Glauben aneinander wiedergefun-
den. Ihr könnt Stress, Mangel an Zeit und Komfort ganz anders wahrnehmen und darauf vertrauen, dass es etwas Gutes ist, weil ihr es gemeinsam durchsteht.«
Bella: »Sehr viele Menschen denken, dass Liebe, eine Beziehung wie eine
Art Nahrung ist, die wir verzehren können. Und dass sie uns komplett zur
Verfügung steht, wann immer wir wollen, so viel wie wir wollen. Und
wenn wir das nicht bekommen, machen wir Druck, fordern wir ein, sind
gekränkt. Dabei geht es vielmehr darum, dass wir unsere Liebe einsetzen,
sie nutzen, um für unser Gegenüber da zu sein. Dann lernen wir, aus Liebe
zu verzichten und es auszuhalten, dass es nicht immer schön ist, wir nicht
automatisch an erster Stelle stehen. Denn so wollen wir die Liebe eigentlich alle verstehen. Sie ist da, um füreinander da zu sein. Am besten ohne
viele Bedingungen und Erwartungen.«
Johanna: »Das hast du schön gesagt. Ich kann mich darin wiederfinden.
Aber ich spüre auch, dass es bei dem Thema Liebe noch eine Menge zu
lernen gibt.«
Mark: »Das sehe ich auch so. Ich empfinde sogar Reue für das, wie ich
war. Es ging um mich und meine Bedürfnisse und Erwartungen. Und
wenn Johanna die nicht erfüllt hat, habe ich Krawall gemacht. Jetzt lerne
ich, wie ich lieben kann und tatsächlich auch möchte.«
Mark greift nach Johannas Hand.

Chrisch: »Wir möchten euch zum Abschluss dieser Sitzung noch ein wichtiges Bild mitgeben, das euch helfen kann, euch immer wieder zu orientieren und zu finden, wenn ihr das Gefühl habt, euch verloren zu haben.«
Bella und Chrisch stehen auf. Bella stellt zwei Stühle in die Mitte des Raumes und Chrisch schreibt auf zwei Blätter ›Thron des Lebens‹ und klebt diese mit Tesafilm an die Vorderseite der Rückenlehnen.
Bella: »Also, ihr zwei. Die Idee ist, dass eure Beziehung, euer Leben wie eine Art Königreich ist, über das ihr herrscht. Und das«, sie zeigt mit einer Hand auf die beiden Stühle, »sind eure beiden Throne, von denen ihr aus regiert.«
Johanna und Mark wollen beide aufstehen, werden aber von Bella gebremst.
»Nicht so schnell.« Sie lächelt.
Chrisch: »Das wäre ja was, einfach so ein ganzes Königreich zu bekommen und den Thron zu besteigen.«
Alle lachen.
Bella: »Ja, bei den meisten Paaren passiert etwas sehr Wichtiges.«
Chrisch beginnt zu schreiben und legt dann auf jeweils eine Sitzfläche ein Blatt, auf dem ›Anika‹ und auf dem anderen ›Tom‹ steht.
»Sie lassen viele andere Menschen und Situationen auf den Thron.«
Chrisch schreibt die Begriffe ›Arbeit‹, ›Familienangehörige‹, ›Freunde‹, ›Nachbarn‹, ›Arbeitskollegen‹, ›Hobbys‹ auf und legt diese Blätter verteilt auf die Stühle.
Bella: »In sehr vielen Fällen lassen Paare viel zu viel auf ihren Thron. Was würdet ihr sagen, was fehlt noch?«
Johanna: »Eine Zwischenfrage, was meint ihr mit Familienangehörigen?«
Chrisch: »Damit sind eure Ursprungsfamilien gemeint. Also eure Eltern und Geschwister, nähere Verwandte.«
Mark: »Ich weiß nicht, was noch fehlt. Liebe?«
Bella: »Nein. Es ist immer wieder verblüffend. Eigentlich liegt es ganz nah, aber es ist zu Beginn wohl schwer zu sehen.«
Chrisch zeigt mit einer Hand auf die beiden Stühle.

»Es sind eure. Bisher regieren alle möglichen Personen und Situationen euer Leben und eure Beziehung.«

Johanna schlägt sich mit einer Hand leicht vor die Stirn.

»Na klar, da fehlen unsere Namen!«

Bella und Chrisch lächeln zufrieden. Chrisch schreibt die Namen ›Johanna‹ und ›Mark‹ auf Zettel und legt diese zu den anderen.«

Bella: »So, dann kommt doch mal näher und seht euch das Ganze an.«

Johanna und Mark stehen auf, gehen zu den Stühlen und blicken interessiert auf die vielen Zettel.

»Was würdet ihr sagen, wie das Leben der beiden Personen ist, die so einen Thron haben?«

Mark: »Na ja, in gewisser Weise chaotisch, gehetzt. Das Königreich scheint allen zu gehören, also wird es viel hin und her gehen.«

Johanna: »Es ist so viel. Für mich hat es etwas Schweres und Komplizier-tes.«

Bella: »So, dann nehmt mal die ganzen Zettel in die Hand und setzt euch.«

Chrisch geht zu einem kleinen Schrank und holt eine rote und eine blaue Fleecedecke hervor. Er kehrt damit zu Johanna und Mark zurück und legt ihnen jeweils eine um die Schultern. Bella hat in der Zwischenzeit zwei bemalte Kronen aus Pappe aus dem Schrank geholt und setzt diese nun Johanna und Mark auf.

Chrisch: »So ihr beiden. Versucht es euch vorzustellen, malt es euch aus. Ihr seid die Königin und der König und um euch herum ist euer Königreich. Ist doch ganz erhaben, oder?«

Beide kichern.

Johanna: »Es ist ungewohnt, aber es fühlt sich gut an.«

Mark: »Ich kann es schon fühlen, aber gleichzeitig habe ich die ganzen Zettel in der Hand und denke, dass ich wahrscheinlich hier nicht so oft sitze?«

Bella »Und genau das ist der Punkt. Hier sitzen sehr häufig andere mit der Krone auf dem Kopf und regieren euer Reich.«

Mark: »Das gefällt mir gar nicht, dann bin ich kein richtiger König. Und dem Königreich wird es auch nicht gut gehen bei den ganzen Wechseln.«

Chrisch lacht: »Sehr gut formuliert, Mark. Und wenn ihr euch jetzt an die Anfangszeit unserer Zusammenarbeit erinnert, was würdet ihr sagen, wer saß hier überwiegend auf dem Thron?«

»Na ja, bei mir ganz sicher die Arbeit.«

»Und bei mir auf jeden Fall die Kinder.«

Bella: »Und? Wie ging es dem Königreich?«

Mark: »Ganz ehrlich, ziemlich mies. Das Königreich drohte zu zerfallen.«

Johanna lacht herzhaft und schubst Mark leicht von der Seite an.

»Du gehst ja voll auf in dem Bild. Aber ja, ich kann nur zustimmen, unser Reich drohte zu zerfallen.«

Chrisch: »Und wie ist es jetzt, heute?«

Johanna: »Auf jeden Fall besser. Ich denke, dass Mark und ich jetzt viel öfter das Szepter in der Hand haben. Und das tut uns auf jeden Fall gut.«

Mark: »Ja, aber ich merke, dass es noch nicht genug ist. Es ist so, als wären wir mehr so Hobby-Könige, denen es ganz gut geht. Ich will aber ein richtiger König sein.«

Bella: »Sehr schön, Mark. Wie könnt ihr das anstellen?«

Beide gucken sich einen Moment ratlos an.

Bella: »Na ja, denkt doch an das echte Leben. Kann da jeder mal eben zu einem König und sich dann noch auf den Thron setzen?«

Johanna: »Niemals!«

Chrisch: »Warum nicht?«

Johanna: »Das macht man einfach nicht.«

Chrisch: »Ja, warum nicht?«

Johanna: »Das gehört sich nicht, denke ich.«

»Und? Woher weißt du das?«

»Ich nehme es an, sie sind ja weit entfernt, eigentlich nicht zu erreichen. Die sind ja schon sehr abgegrenzt.«

Bella: »Also geht es um Respekt und Grenzen. Echte Könige schirmen sich ab, es ist etwas Besonderes, sie zu sehen.«

Mark: »Aber wie stellen wir das dann an?«

Chrisch: »Na ja, im übertragenen Sinn übernehmen sie die Kontrolle über ihr Reich und weisen allen anderen ihren Platz zu. Wer das Reich betritt, muss sich an die geltenden Regeln halten. Sonst gibt es keinen Zutritt.«

Bella: »Ihr bestimmt über euren Thron. Ihr entscheidet, wer in euer Königreich darf. Ihr entscheidet, welche Regeln gelten.«

Johanna: »Und die Kinder?«

Chrisch: »Was soll mit euren Kindern sein?«

Johanna: »Ja, wo sind die denn?«

Chrisch: »Keine Ahnung, wann ich das letzte Mal Kinder auf einem Thron gesehen habe. Noch nie von Prinzessinnen oder Prinzen gehört?«

Johanna und Mark lachen.

Bella: »Macht euch das bitte immer wieder klar. Ihr seid das Königspaar, das sein eigenes Reich regiert. Ihr bestimmt über die Regeln in eurem Reich, eurer kleinen Familie und darüber, wer Zutritt erhält. Und eure Kinder gehören ganz sicher nicht auf den Thron. Das ist nicht gut für sie und für euch auch nicht.«

Mark: »Ich kann ziemlich viel mit diesem Bild anfangen. Ich mag es und ich habe ganz viele Ideen für die Zukunft. Zum Beispiel kommen oft irgendwelche Familienmenschen am Wochenende vorbei, unangekündigt. Das ist nett, aber ich will das nicht mehr. Das Wochenende ist unsere wichtigste freie Zeit.«

Johanna: »Ich gebe dir recht. Ich möchte das auch anders handhaben und mehr Kontrolle über unser Wochenende, gerade wenn es um unsere eigenen Eltern geht.«

Mark: »Ja, genau. Wir überlegen uns, wie wir das in Zukunft besser gestalten. Neue Regeln für das Königreich!«

Info: Prioritäten

Wenn wir eine liebevolle Beziehung wollen, sollten wir diese an die erste Stelle stellen. Das bedeutet nicht viel zu erwarten, viel zu wollen oder viel zu brauchen. Es bedeutet, unserer Beziehung in unserer Lebensplanung und unserem Lebensalltag Raum und Wichtigkeit zu geben. Es meint, bestimmte Themen, Entscheidungen und Lebensbereiche unserer Beziehung unterzuordnen. Das wiederum heißt, dass es in einer liebevollen Beziehung immer auch um Verzicht geht. Manchmal bedeutet es, auf einen Karriereschritt, Freunde oder ein lieb gewonnenes Hobby zu verzichten. Oder dass wir uns einem schwierigen Thema in Bezug auf uns selbst stellen. Manchmal bedeutet es, ohne Belohnung, Aufmerksamkeit oder Dankbarkeit weiterzumachen und darauf zu vertrauen, dass alles gut wird. Oder anders ausgedrückt: Wenn wir einen schönen Garten möchten, reicht der alleinige Wunsch nicht aus. Wir müssen uns anstrengen und dem Garten Priorität geben.

Chrisch: »Seht ihr, dass alles ist am Ende wichtig für eure Beziehung, eure eigene Familie. Also setzt euch dauerhaft auf euren Thron und regiert.«
Johanna: »Je länger ich über dieses Bild nachdenke, desto besser gefällt es mir. Vielen Dank, ihr beiden, ich werde mit Mark auf jeden Fall wieder den Thron besteigen. Ich will, dass es uns noch besser geht.«

Übung: Prioritäten

Einer Beziehung Priorität zu geben, kann für viele von uns mit Ängsten verbunden sein. Vielleicht haben wir Angst, uns zu verlieren, uns als Person aufzulösen. Oder wir haben Angst davor, naiv zu sein und am Ende mit leeren Händen dazustehen. Deshalb ist es hilfreich, in einem ersten Schritt gedanklich vorzugehen: Was würde es bedeuten, einer Beziehung mehr Wichtigkeit zu geben, sie vielleicht sogar an die erste Stelle zu stellen? Was würde es in Bezug auf die Arbeit, Freundschaften, Hobbys und die eigene Familie bedeuten? Wie würden wir unsere Zeit nutzen? Was fällt uns sofort auf? Wo entstehen Situationen, die unsere Beziehung berühren? Und was ist überflüssig? Der Frage der Wichtigkeit nachzugehen, ohne etwas entscheiden oder handeln zu müssen, ist ein sehr guter Anfang, um eine Bezie-

hung zu verbessern. Es werden mit Sicherheit Punkte auftauchen, die wir nutzen können, um unserer Beziehung mehr Wichtigkeit und Bedeutung zu verleihen.

Chrisch: »Ich denke sogar, dass es euch auf eine Art gut gehen wird, die ihr euch jetzt noch gar nicht vorstellen könnt.«

Bella: »Also, ihr beiden, ich denke, dass unsere gemeinsame Arbeit nun getan ist. Falls noch etwas auftaucht, ihr das Gefühl eines Rückschritts habt, könnt ihr euch jederzeit melden, und wir schauen es uns gemeinsam an.«

Mark: »Wow, dann sind wir ja wirklich ein gutes Stück weiter. Ich meine, ich erlebe es ja mit Johanna, aber es von euch zu hören, ist auch schon eine wichtige Bestätigung.«

Mark sieht zu Johanna, lächelt und nickt.

»Schatz, wir schaffen das. Wir haben es schon geschafft. Es geht uns besser, es macht auf eine andere Art und Weise Spaß miteinander.«

Johanna: »Ja, das hätte ich auch nie gedacht. Irgendwie bin ich stolz auf uns alle vier. Ist das komisch?«

Chrisch: »Nein, gar nicht, wir haben doch etwas Großes vollbracht, wir alle zusammen.«

Bella: »Und nicht nachlassen, ihr beiden. Schön weiter am Ball bleiben!«

Interview

Neugier: »Ich finde es fast ein wenig schade, dass es vorbei ist. Zu Beginn dachte ich noch, dass das Ganze sehr lang und intensiv werden würde. War es auch, aber am Ende doch auch nicht. Ist das normal?«

Bella lacht: »Normal? Na ja, was ist schon normal?«

Chrisch: »Normal im Sinn von üblich?«

Neugier: »Genau. Mich interessiert eure Einschätzung, wie bewertet ihr diese Therapie im Vergleich zu anderen?«

Bella: »Wir haben kein Standardverfahren, keine wissenschaftlichen Standards, die wir jetzt auswerten können. Obwohl sehr vieles von dem, was wir machen, wissenschaftlich fundiert ist.«

Chrisch: »Wir arbeiten sehr individuell. Stell dir das Ganze wie ein Gemälde vor. Die Farben sind immer die gleichen, aber kein Bild gleicht dem anderen. Der Rahmen, die Größe, das Papier und die überwiegenden Farben und angewendeten Techniken variieren. Es gibt quasi unendliche Möglichkeiten.«

Bella: »Die Kunst ist, sich für die richtigen Dinge zum richtigen Zeitpunkt zu entscheiden. Das ist unsere therapeutische Kompetenz und die ist wie jedes Gemälde auch immer individuell. Andere Therapeuten würden mit den beiden zu einem anderen Bild kommen, was genauso ›normal‹ oder ›üblich‹ wäre.«

Chrisch: »Am Ende zählt das Ergebnis für Johanna und Mark und ich denke, dass wir damit sehr zufrieden sein können.«

Bella: »Ja, sogar ziemlich. Ich freue mich für die beiden und bin stolz auf sie. Ganz besonders freue ich mich für die Kinder.«

Neugier: »Wo kommen die denn auf einmal her?

Chrisch: »Die Kinder der beiden sind die eigentlichen Leidtragenden. Anika und Tom haben praktisch keinen Einfluss oder Möglichkeiten, auf die Situation ihrer Eltern einzuwirken. Sie müssen das nehmen, was sie bekommen.«

Bella: »Ich denke, dass die beiden, so wie sie jetzt sind, ihren Kindern viel mehr geben können, entspannter und liebevoller sind.«

Chrisch: »Mich hat das sehr berührt, dass Tom einmal geweint hat, weil er nicht wollte, dass die beiden streiten. Das zeigt ja, wie nah ihm das geht und es nur schwer auszuhalten ist. Und bei seiner Schwester wird es wahrscheinlich ähnlich sein.«

Bella: »Ich würde sogar sagen, dass es bei dieser Therapie eigentlich genau darum ging. Johanna und Mark zu helfen, damit sie bessere Eltern für ihre Kinder sein können. Und die Sequenz, die sie uns heute erzählt haben, spricht ja genau dafür.«

Neugier: »Ihr habt mich so oft verblüfft. Immer, wenn ich denke, dass ich verstanden habe, worum es geht, bringt ihr eine neue Perspektive rein. Das ist faszinierend. Aber auch anstrengend.«

Bella: »Das ist eine Übungsfrage. Und es ist das, was den beiden am Ende hilft. Eine neue Perspektive auf das, was da ist. Der Rest hat sich ja fast nicht verändert.«

Chrisch: »Sie sind immer noch die gleichen Menschen, leben in ihrem Haus, haben die gleichen Kinder. Alles, was neu ist, sind die Perspektiven, die Zugänge zu einem anderen Verständnis und damit auch ihrem Verhalten. Das jetzt von Liebe, Verständnis und einem positiven Glauben an die Beziehung getragen wird.«

Bella: »Mir hat das Interview gefallen. Deine Fragen haben uns geholfen, über die beiden nachzudenken und deutlicher zu erkennen, worum es geht.«

Neugier: »Hm, da werde ich aber ein wenig verlegen. Ich kann den Dank nur zurückgeben. Ich habe viel gelernt und fand es sehr interessant, an diesem Prozess teilhaben zu dürfen. Einer Paartherapie beizuwohnen und im Anschluss mit den Therapeuten zu sprechen, war sehr inspirierend. Vielen Dank und vielleicht bis bald.«

Bella: »Ganz bestimmt bis bald. Im nächsten Prozess begleiten wir Fenja und Niklas, die sich bei uns gemeldet haben, weil Fenja entdeckt hat, dass Niklas schon länger eine Affäre hat. Wir würden uns freuen, wenn du wieder mit an Bord wärst. Bis dahin alles Gute für dich!«

Chrisch: »Und immer schön neugierig bleiben!«

Ende gut, alles …

Bella öffnet die Tür und geht zum Briefkasten. Es ist kalt und ein eisiger Windhauch weht ihr ins Gesicht. Sie verschränkt beide Arme, lehnt sich leicht nach vorn und geht die wenigen Schritte zu dem kleinen Metallkasten an der Hauswand. Sie öffnet den Briefkasten und entdeckt direkt einen etwas größeren Umschlag zwischen einigen anderen Briefen. Sie nimmt alles in die Hand, verschließt den Kasten und huscht schnell zurück ins Haus. Als sie in der Küche steht, ruft sie nach Chrisch.

»Du, komm mal her, wir haben Post.« Es dauert einen Moment, bis sich Chrisch leicht genervt aus einer anderen Ecke des Hauses meldet.

»Ja, es ist nur Post? Warum soll ich dafür vorbeikommen?«

»Nun komm schon, es ist etwas Besonderes dabei!«

Sie öffnen den Umschlag und halten eine selbstgestaltete Karte in der Hand. Sie klappen sie auf und erblicken auf der linken Seite ein Foto. Es sind Johanna, Mark, Anika und Tom, die zusammengekuschelt auf dem Sofa liegen und alle eine selbst gemachte Krone auf dem Kopf haben. Johanna und Mark recht große, die Kinder kleine. Alle lächeln und zeigen einen Daumen nach oben. Auf der rechten Seite steht ein selbst geschriebener Text.

›Vielen Dank ihr beiden für eure großartige Hilfe. Wir wünschen euch eine schöne Weihnachtszeit! Hier im Königreich läuft es royal gut. Liebe Grüße und frohe Weihnachten!‹

Bella und Chrisch lächeln sich an und nicken still mit dem Kopf.

Chrisch sieht wieder auf die Karte, die Bella in den Händen hält und lächelt.

»Royal gut … Nicht schlecht, Johanna.«

Bella lacht und legt eine Hand auf Chrischs Schulter.

»Was für ein schöner Weihnachtsgruß von den vieren. Gut gemacht, Herr Kollege. Dann lass uns mal Weihnachten feiern!«

»Jawoll Frau Kollegin. Das machen wir jetzt!«

Über uns

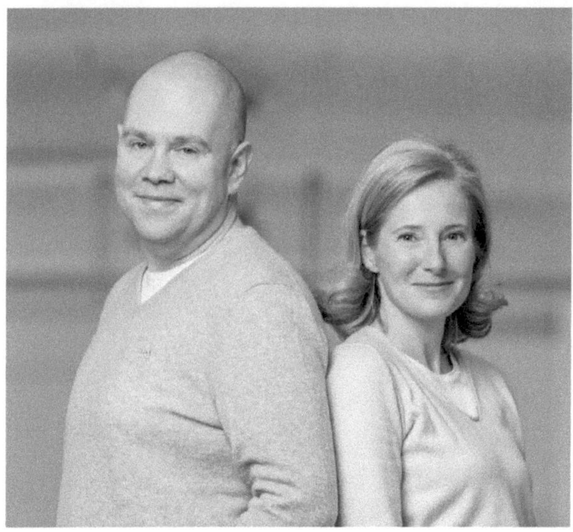

Das sind wir: Bella & Chrisch Leisten.

Wir sind seit 2002 ein Paar und arbeiten seit 2008 Jahren als Einzel- und Paartherapeuten.

Wenn du mehr über uns und unsere Arbeit erfahren möchtest:

www.psychotherapie-leisten.de

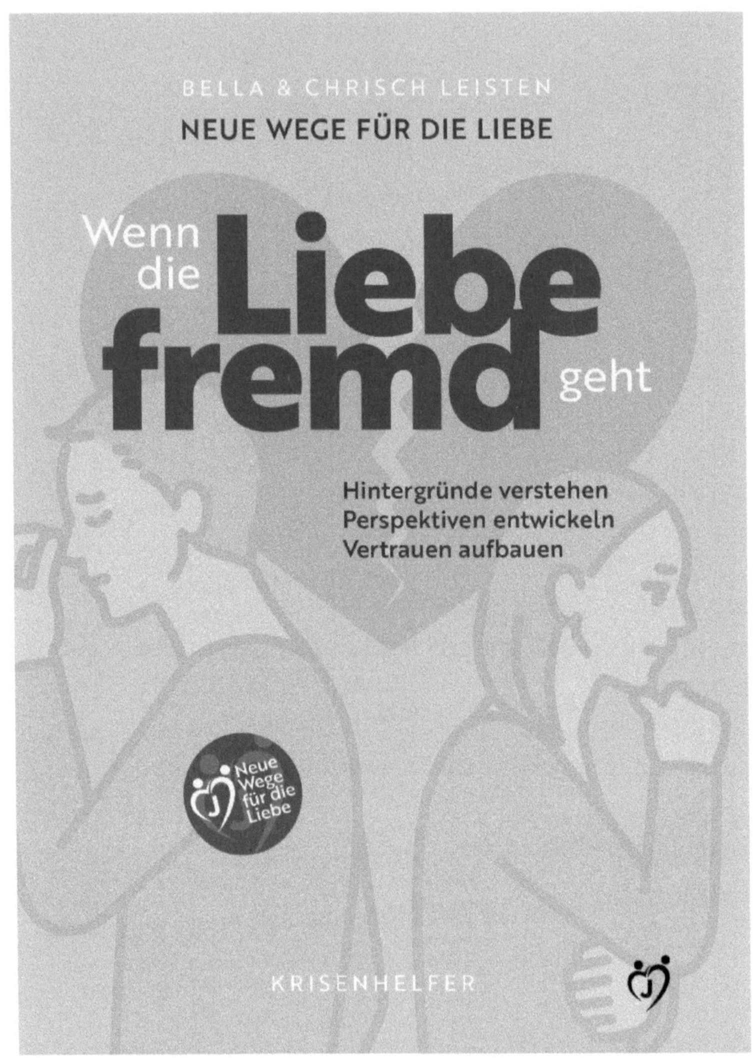
BELLA & CHRISCH LEISTEN
NEUE WEGE FÜR DIE LIEBE
Wenn
die
Liebe
fremd
geht
Hintergründe verstehen
Perspektiven entwickeln
Vertrauen aufbauen
Neue
Wege
für die
Liebe
KRISENHELFER

Wenn mir das passiert, trenne ich mich!
Oder doch nicht?

Eine Affäre kann eine sicher geglaubte Beziehung schwer erschüttern. Betroffene denken an eine sofortige Trennung und sind über sich selbst überrascht, dass sie doch nicht gehen. Viele Paare versuchen, möglichst schnell wieder in die sicher geglaubte Normalität zurückzukehren. Die Affäre wird beendet, Versprechen gegeben. Was bleibt, sind Zweifel, Misstrauen und Unsicherheit. Wird es wieder passieren? Wie soll ich wieder vertrauen?

Fenja und Niklas sind seit vielen Jahren ein Paar. Niklas ist zwei Mal fremd gegangen und beide stehen nun vor der großen Herausforderung, damit umzugehen. Um es diesmal anders zu machen, beginnen die beiden mit einer Paartherapie, um an ihrem Schmerz und ihrer Beziehung zu arbeiten und herauszufinden, warum es (wieder) passiert ist.

Bella und Chrisch Leisten sind erfahrene Paartherapeuten. Sie nutzen in ihrem Buch eine der ältesten Techniken der Wissensvermittlung. Sie erzählen eine Geschichte und verdeutlichen, um welche Themen es wirklich geht und wie ein Umgang mit dieser Situation gelingen kann.

200 Seiten
ISBN 978-3-384-20712-8
14,99 €